DIE 100 BESTEN FITMACHER

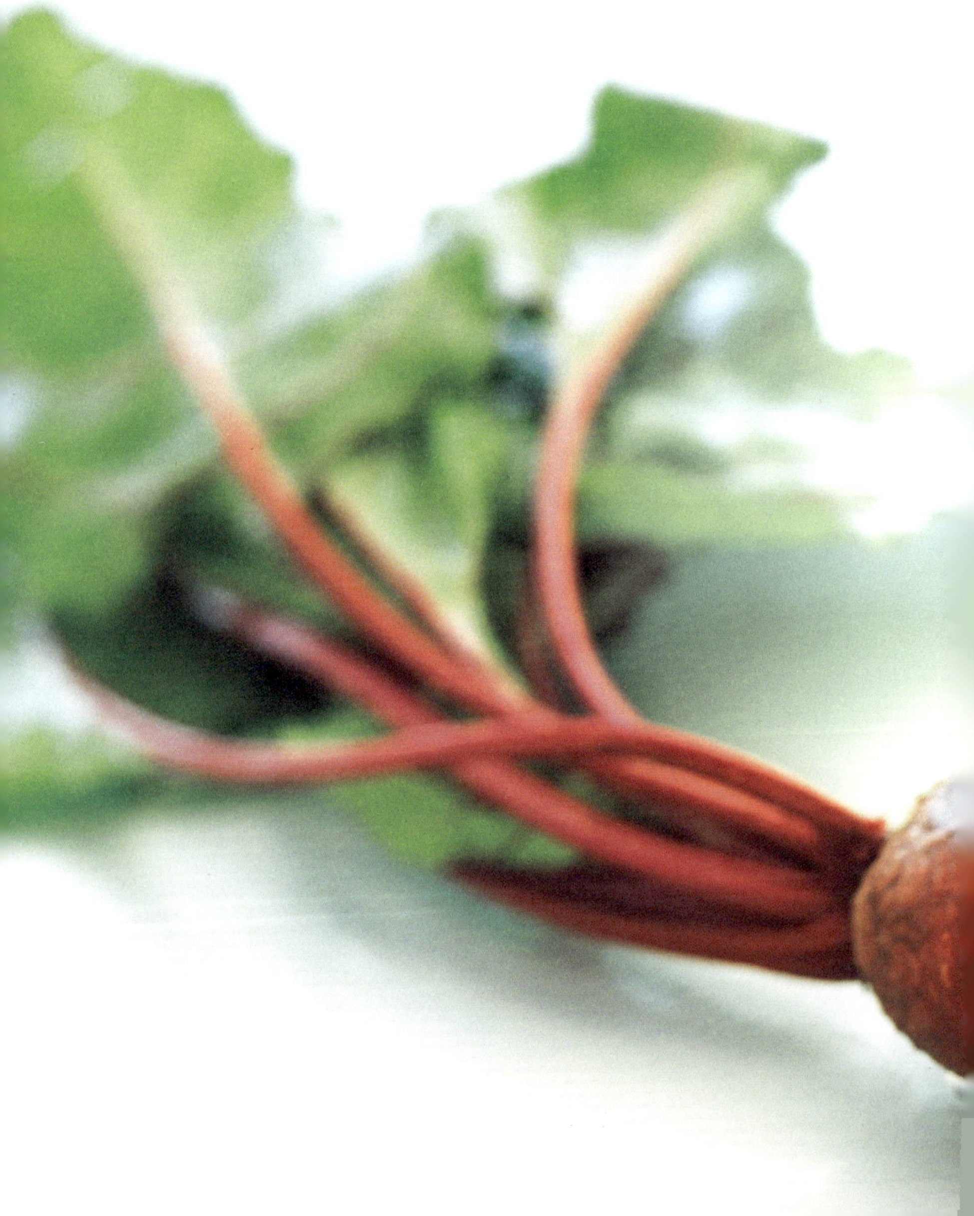

DIE 100 BESTEN FITMACHER

CHARLOTTE HAIGH

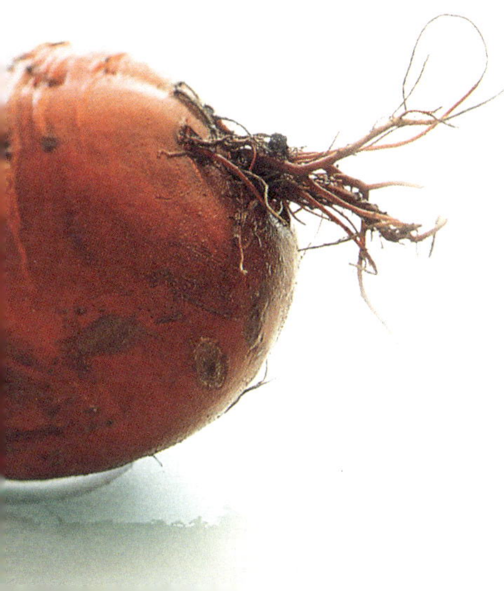

TOP 100 IMMUNITY BOOSTERS

Deutsche Übersetzung: Frauke Watson, Callian
Satz: ce redaktionsbüro für digitales publizieren, Heinsberg
Covergestaltung: Martin Markstein
Redaktion: Sandra Jacobi

Gesamtherstellung: Tandem Verlag GmbH, Potsdam

MIX
Papier
FSC FSC® C107529

ISBN: 978-3-8427-0624-8

10 9 8 7 6 5 4 3 2 1

Hinweis: Die Informationen in diesem Buch stellen keinesfalls eine ärztliche Beratung oder Empfehlung und auch keinen Ersatz für eine ärztliche Beratung oder Behandlung dar. Bevor Sie den Anweisungen oder Rezepten in diesem Buch folgen, ist es ratsam, einen Arzt zu konsultieren, insbesondere wenn eine Schwangerschaft vorliegt, während der Stillzeit, bei Allergien oder wenn Sie unter Beschwerden leiden, bei denen Sie sich unsicher sind, ob eine bestimmte Behandlung für Sie geeignet ist. Der Verlag, die Autorin und alle anderen bei der Erstellung dieses Buches beteiligten Personen übernehmen keine Haftung weder für etwaige fehlerhafte oder fehlende Informationen in Texten und Rezepte noch für Probleme, die nach der Zubereitung der Rezepte oder bei Befolgung der in diesem Buch enthaltenen Ratschläge auftreten können. Alle Lebensmittel und Rezepte in diesem Buch sind ausschließlich für Erwachsene geeignet. Sofern nicht anders angegeben, ergeben alle Rezepte vier Portionen.

Inhalt

LEGENDE

- antiallergen
- antibakteriell
- krebsvorbeugend
- antiviral
- entzündungshemmend
- antioxidant
- antiseptisch
- entgiftend
- herzstärkend

Das Immunsystem

FITMACHER FÜR DAS IMMUNSYSTEM:

Rote Bete *siehe Seite 16–17*
Shiitake-Pilze *siehe Seite 20–21*
Avocado *siehe Seite 24–25*
Grünkohl *siehe Seite 34–35*
Grapefruit *siehe Seite 52–53*
Heidelbeeren *siehe Seite 56–57*
Paranüsse *siehe Seite 66–67*
Sojabohnen *siehe Seite 88–89*
Grüner Tee *siehe Seite 110–111*
Knoblauch *siehe Seite 116–117*

Ein leistungsfähiges Immunsystem ist der Schlüssel zu einer guten Gesundheit. Das Immunsystem schützt uns vor Krankheiten, angefangen bei Erkältungen bis hin zu Krebs, bekämpft Lebensmittelvergiftungen, hält Allergien im Zaum und verlangsamt den Alterungsprozess. Schlechte Ernährung, ungesundes Leben und eine ungesunde Umgebung schwächen das Immunsystem und machen uns anfällig für Beschwerden und Krankheiten.

WIE ES FUNKTIONIERT

Das Immunsystem ist das Verteidigungssystem des Körpers. Es befindet sich vor allem im lymphatischen System und im Blutkreislauf, obwohl die Haut und andere Organe wie zum Beispiel der Verdauungsapparat ebenfalls eine wichtige Rolle spielen. Das lymphatische System ist ein Netzwerk von Gefäßen, das die Flüssigkeit von den Zellen zurück in den Blutkreislauf transportiert. Lymphknoten, Milz und Thymusdrüse sind Teile dieses Systems. Sie produzieren Lymphozyten, Zellen, die körperfremde Substanzen, Mikroben und Krebszellen identifizieren und unschädlich machen.
Es gibt zwei Arten von Lymphozyten: B-Zellen und T-Zellen. T-Zellen entstehen in der Thymusdrüse und zerstören Fremdsubstanzen unmittelbar, während die in der Milz produzierten B-Zellen Antikörper gegen die Eindringlinge bilden. Ähnlich agieren natürliche Killerzellen, die vor allem Krebszellen direkt zerstören. Weiße Blutkörperchen – Phagozyten und Lymphozyten – spielen ebenfalls eine wichtige Rolle

im Immunsystem, indem sie schädliche Bakterien zerstören und abgestorbenes oder beschädigtes Gewebe abtransportieren.

Ein optimal funktionierendes Immunsystem befindet sich in einem perfekten Gleichgewicht. Obwohl es Fremdkörper erkennt und zerstört, gewährt es lebenswichtigen, in der Nahrung enthaltenen Substanzen Einlass. Im Darmtrakt befinden sich sowohl schädliche als auch nützliche Bakterien. Solange sich beide Gruppen im Gleichgewicht befinden, funktioniert das Immunsystem. Ungehinderte Vermehrung der schädlichen Bakterien jedoch – etwa durch zu viel Zucker und ungesättigte Fettsäuren in der Nahrung – führt zu Verdauungsbeschwerden und Pilzinfektionen.

FEINDE DES IMMUNSYSTEMS

Alle Organe und Zellen des Immunsystems brauchen Nährstoffe, um optimal zu funktionieren. Um das antiviral und krebsvorbeugend wirkende Interferon bilden zu können, benötigt der Körper Vitamin C, für das antibakterielle Enzym Lysozym, das in Körperflüssigkeiten wie Tränen oder Blut gebildet wird, Vitamin A.

Eine schlechte Ernährungsweise führt unmittelbar zu einem geschwächten Immunsystem. Andere Feinde der Abwehrkräfte sind Rauchen, Stress, übermäßiger Genuss von Alkohol und Kaffee, Drogen (auch Medikamente), Nahrungsmittelzusätze, Pestizide und Umweltverschmutzung.

ZEICHEN VON IMMUNSCHWÄCHE

Ein geschwächtes Immunsystem macht sich sofort bemerkbar. Während es durchaus normal ist, ein oder zwei Erkältungen im Jahr zu haben, machen uns schwache Abwehrkräfte für alles anfällig, was an Krankheiten und Infektionen umgeht.

Weitere auffällige Zeichen eines schwachen Immunsystems sind Verdauungsstörungen, Müdigkeit, Gelenkschmerzen, Muskelschwäche und schlechte Haut.

Ist das Abwehrsystem aus dem Gleichgewicht geraten, entwickeln sich schnell Allergien und Unverträglichkeiten, da der Körper bei bestimmten „Auslösern“ sofort zum Angriff übergeht. Er setzt Histamine und andere Substanzen frei, um die vermeintlichen Eindringlinge zu vertreiben und löst dadurch eine Reihe von unwillkommenen Symptomen aus.

Autoimmunkrankheiten entstehen, wenn die Immunabwehr auf solchen Hochtouren läuft, dass sie Antikörper gegen das eigene Körpergewebe bildet; sowohl Schmetterlingsflechte als auch Gelenkrheuma gelten als Autoimmunkrankheiten.

Fitmacher

FITMACHER AUF EINEN BLICK

- Viele Vitamine, vor allem A, B-Komplex, C und E
- Mineralreiche Nahrung, vor allem Zink, Selen und Calcium
- Omega-3- und Omega-6-Fettsäuren, in Nüssen, Samen und fetthaltigem Fisch
- Protein, in magerem Fleisch, Fisch und Hülsenfrüchten
- Ballaststoffe, in Getreide, Hülsenfrüchten, Obst und Gemüse
- Geselligkeit
- positive Lebenseinstellung
- regelmäßige Bewegung
- ausreichend Schlaf
- viel Tageslicht
- Yoga und Meditation

Um das Immunsystem im Gleichgewicht zu halten, ist eine gesunde Ernährung unerlässlich.

Das gesamte Immunsystem braucht Vitamin C, um optimal zu funktionieren, daher sollte man viel Obst und Gemüse essen, die meist einen hohen Vitamin-C-Gehalt haben.

Vitamin A wirkt stark antiviral und unterstützt die Thymusdrüse. Es ist enthalten in Leber, Milchprodukten, öligem Fisch sowie Lebertran; pflanzliche Nahrung liefert die Vorstufe Betacarotin, die der Körper in Vitamin A umwandelt.

B-Vitamine sind wichtig für die Funktion der weißen Blutkörperchen; das Antioxidant Vitamin E regt die Antikörperbildung an.

Auch Mineralstoffe sind lebenswichtig. Calcium unterstützt die Funktion der weißen Blutkörperchen und Selen die Antikörperbildung. Eisen erhöht die allgemeine Widerstandskraft, während Zink für viele Abwehrprozesse, darunter zum Beispiel die Bildung von T-Zellen, lebenswichtig ist. Grünes Gemüse, Samen und Nüsse sind sehr mineralreich.

Protein erhöht die Widerstandskraft, denn es ist ein wichtiger Bestandteil der Zellbildung, worunter auch die Antikörper und Enzyme des Immunsystems fallen. Es besteht aus Aminosäuren, die im Immunsystem eine Schlüsselrolle spielen – die Aminosäure Glutathion zum Beispiel ist ein wichtiges Antioxidant und hilft beim Abbau von Giften. Viele Menschen leiden an Proteinmangel. Es ist daher wichtig, genügend proteinhaltige Nahrung wie Bohnen, Hülsenfrüchte, Fleisch und Fisch zu verzehren.

Ebenfalls lebenswichtig sind zum Beispiel Ballaststoffe, die in Vollkorngetreide, Obst und Gemüse enthalten sind. Ballaststoffe sind unverzichtbar für ein optimal funktionierendes Verdauungssystem – sie reinigen den Darm und verhindern die Ablagerung von Giften und das Überhandnehmen von schädlichen Bakterien.

Ungesättigte Fettsäuren sind reich an Omega-3- und Omega-6-Fettsäuren, die entzündungshemmend und immunsystemstärkend wirken und besonders in Nüssen, Samen und fetthaltigem Fisch zu finden sind.

Einige Nahrungsmittel sind ganz besonders wirksame Fitmacher. Grünes Gemüse beispielsweise, darunter Brokkoli und Kohl, enthalten Glucosinolate, pflanzliche Substanzen, die krebsvorbeugend wirken. Wassermelonen, Blut-Grapefruits und Tomaten enthalten viel Lycopin, eine weitere krebshemmende Substanz; und Beerenobst, wie zum Beispiel Erdbeeren und Himbeeren, enthält das entzündungshemmende Anthocyan sowie Ellagsäure, die ebenfalls die Bildung von Krebszellen unterdrücken kann.

WAS SIE NOCH TUN KÖNNEN

Abgesehen von gesunder Ernährung können Sie Ihr Immunsystem aber noch durch eine Reihe anderer Aktivitäten unterstützen.

Ausreichende Bewegung zum Beispiel stärkt das Lymphsystem und beschleunigt den Transport von Antikörpern. Sport verbessert den Blutkreislauf und dadurch den Sauerstofftransport zu den Organen. Sie müssen dafür nicht einmal ein Sportstudio besuchen – regelmäßige Bewegung und ein täglicher halbstündiger, schneller Spaziergang reichen völlig aus; zu viel Sport kann dem Immunsystem sogar schaden, was viele Leistungssportler bestätigen können.

Und schließlich kann gar nicht genug betont werden, wie wichtig eine positive, optimistische Lebenseinstellung und guter zwischenmenschlicher Kontakt sind: Zahlreiche Studien haben bewiesen, dass Lachen wirklich gesund ist und die Widerstandskraft stärkt.

Auch genügend Schlaf ist sehr wichtig.

Eine tägliche Dosis von Tageslicht hebt die Laune und fördert die Gesundheit.

Yoga und Meditation entspannen und helfen dabei, angesammelten Stress abzubauen.

FEINDE DES IMMUNSYSTEMS

- Vitamin- und Mineralstoffmangel
- Zucker
- Stress
- Rauchen
- zu viel Alkohol
- zu wenig Bewegung
- zu wenig Schlaf

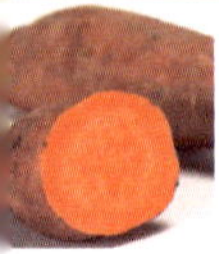

Süßkartoffel

NÄHRSTOFFE Vitamine B6, C, E, Betacarotin; Eisen, Kalium; Ballaststoffe

SÜSSKARTOFFEL-SOMMERSALAT *Für 4 Personen*

3 Süßkartoffeln, in der Schale gekocht, gewürfelt
4 Frühlingszwiebeln, grob gehackt
2 Stangen Sellerie, grob gehackt
70 g Walnüsse, gehackt
1 grüne Paprika, grob gehackt
200 ml Crème fraîche
2 EL Weißweinessig

Alle Zutaten in einer großen Salatschüssel mischen. Als Beilage servieren.

Das nahrhafte und delikate Wurzelgemüse hat einen ganz eigenen, leicht süßlichen Geschmack.

Süßkartoffeln sind eine hervorragende Vitamin-C-Quelle. Die orangefarbenen Sorten enthalten außerdem Betacarotin, ein antivirales Carotinoid, das im Körper zu Vitamin A umgebildet wird und antioxidant und krebshemmend wirkt. Süßkartoffeln sind zudem reich an Vitamin E – wichtig für eine gesunde Haut. Besonders die Schale enthält Ballaststoffe, die den Cholesterinspiegel senken und die Verdauung fördern.

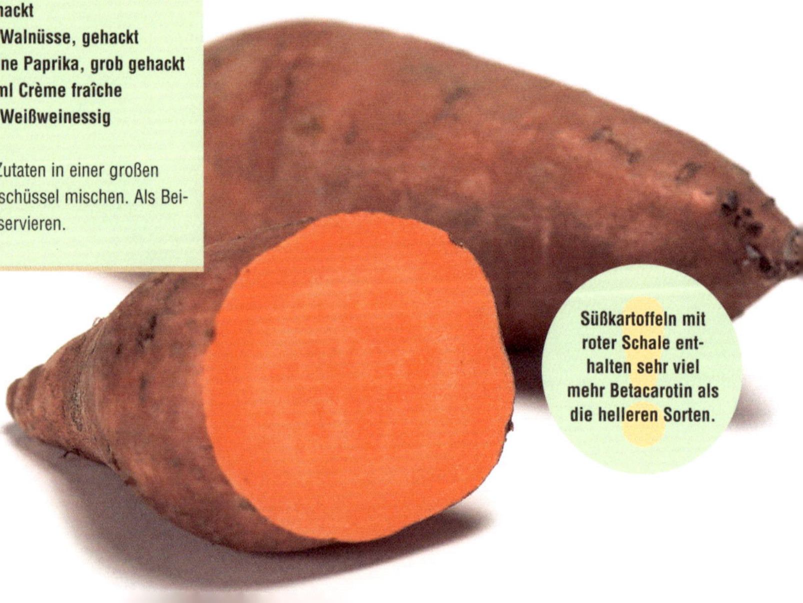

Süßkartoffeln mit roter Schale enthalten sehr viel mehr Betacarotin als die helleren Sorten.

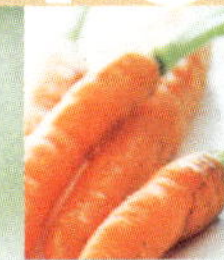

Karotte

Karotten sind sehr reich an Nährstoffen und bekanntermaßen besonders gut für die Augen.

Karotten gehören zu den besten Lieferanten von Betacarotin, einer Vorstufe des Antioxidans Vitamin A, das vor Virusinfektionen, Krebs und Herzkrankheiten schützt sowie das Sehvermögen verbessert. Vitamin K verhindert Blutgerinnsel und unterstützt die Wundheilung, Ballaststoffe fördern die Verdauung und die Herzfunktion. Karotten enthalten Chrom, das den Blutzuckerspiegel stabilisiert, und werden daher bei Diabetes und Heißhunger auf Zucker empfohlen.

NÄHRSTOFFE Vitamin K, Betacarotin, Folat; Calcium, Chrom, Eisen, Zink; Ballaststoffe

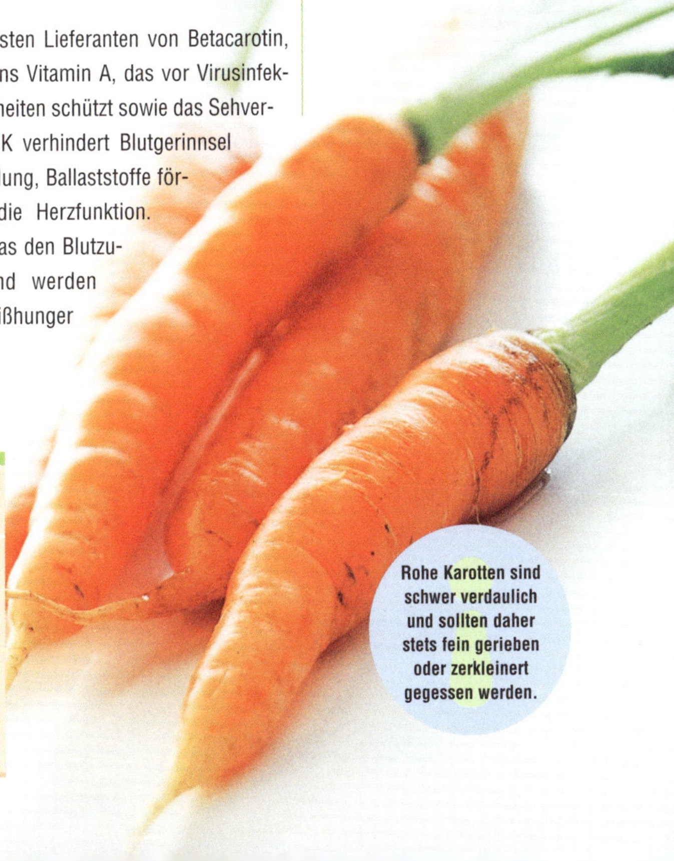

KAROTTEN-KRAFTTRUNK

Für 2 Personen

8 Karotten, gewaschen, grob gehackt
4 grüne Äpfel, grob gehackt
5-cm-Stück frischer Ingwer

Alle Zutaten in den Entsafter geben und entsaften. Sofort trinken.

Rohe Karotten sind schwer verdaulich und sollten daher stets fein gerieben oder zerkleinert gegessen werden.

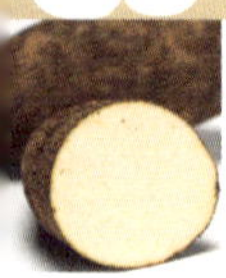

Yamswurzel

NÄHRSTOFFE Vitamin B1, Betacarotin; Ballaststoffe

Die stärkehaltige Yamswurzel gehört in vielen Teilen der Welt seit Jahrhunderten zu den Grundnahrungsmitteln.

Es gibt gelbe, weiße und violette Sorten. Die gelben Wurzeln sind reich an der Vitamin-A-Vorstufe Betacarotin. Vitamin A stärkt die Zellmembranen, wirkt antiviral und krebshemmend und hilft dem Körper, Stress und Umwelteinflüsse zu bewältigen. Ihr Vitamin-B1-Gehalt gibt Energie und wirkt lindernd bei Depressionen und Stress, die beide das Immunsystem schwächen.

YAMS-SPINAT-MUS

Für 4 Personen

500 g Yamswurzel, geschält, gewürfelt
250 g frischer Spinat
3 EL Olivenöl
1 Zwiebel, grob gehackt
Meersalz und frisch gemahlener schwarzer Pfeffer

Die Yamswurzel weich kochen und zu Mus zerstampfen. Den Spinat blanchieren. Die Zwiebel in dem Öl weich dünsten. Yamswurzel und Spinat mit den Zwiebeln vermischen und mit Salz und Pfeffer abschmecken.

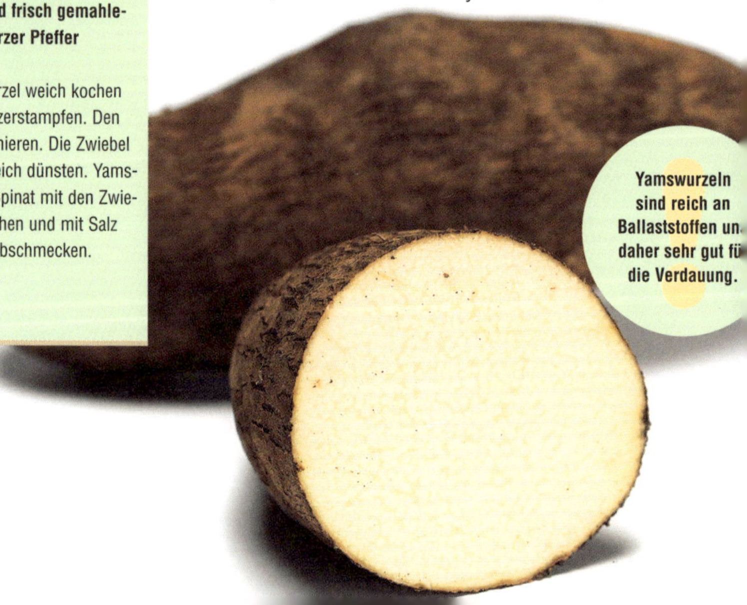

Yamswurzeln sind reich an Ballaststoffen un daher sehr gut fü die Verdauung.

004

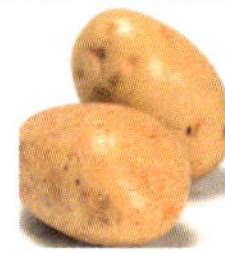

Kartoffel

Das vielseitige und beliebte Knollengemüse ist außerordentlich gesund.

Kartoffeln sind eine äußerst preiswerte Quelle für Vitamin C, Basisbestandteil eines gesunden Immunsystems. Frisch geerntete Kartoffeln enthalten mehr Antioxidantien als alte. Die meisten Ballaststoffe – hilfreich für eine gute Verdauung und einen gesunden Cholesterinspiegel – befinden sich in der Schale. Kartoffeln enthalten außerdem Vitamin B6, das von den weißen Blutkörperchen benötigt wird, um Schadstoffe aus den Zellen auszuschwemmen.

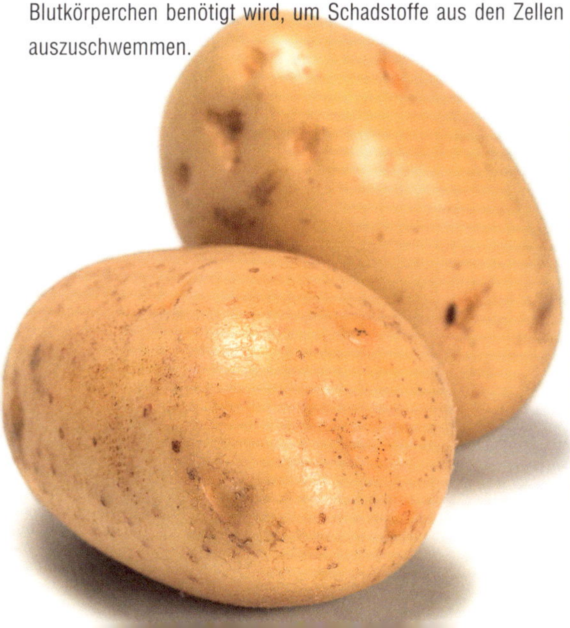

NÄHRSTOFFE Vitamine B1, B3, B6, C, Folat; Eisen, Kalium, Kupfer; Ballaststoffe

KNOBLAUCH-KARTOFFEL-BREI *Für 4 Personen*

6 mittelgroße Kartoffeln, geschält und gewürfelt
5 Knoblauchzehen
300 ml Milch oder Sojamilch
4 EL Olivenöl
1 TL Salz
1 Prise schwarzer Pfeffer
1 TL Muskatnuss

Kartoffeln und Knoblauch in der Milch weich kochen, dabei mit genug Wasser aufgießen, um sie zu bedecken. Mit Olivenöl, Salz, Pfeffer und Muskatnuss abschmecken, dann zu Brei zerstampfen. Als Beilage servieren.

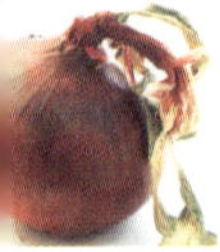

Zwiebel

NÄHRSTOFFE Vitamine B1, B6; Schwefelverbindungen; Flavonoide

ZWIEBELSUPPE *Für 4 Personen*

1 EL Distelöl
1 EL Butter
3 große Zwiebeln, in feinen Ringen
2 TL Rohrzucker
2 TL Weizenmehl
550 ml Gemüsefond
1 Thymianzweig
1 EL Sojasauce
schwarzer Pfeffer

Öl und Butter in einer Pfanne zerlassen und die Zwiebel mit dem Zucker goldbraun dünsten. Das Mehl zugeben, 1 Minute unter Rühren erhitzen, dann nach und nach den Fond einrühren. Thymian, Sojasauce und Pfeffer zugeben und auf schwacher Hitze 20 Minuten köcheln lassen.

In der Küche ist sie ebenso beliebt wie als Arznei.

Zwiebeln enthalten einen hohen Anteil des Flavonoids Quercetin – ein starkes Antioxidans, das die Bildung von Krebszellen hemmen kann. Quercetin wirkt entzündungshemmend, antibiotisch und antiviral und wird, wie Betacarotin, nicht durch Erhitzen zerstört. Zwiebeln sollen außerdem das Bakterium *Helicobacter pylori* ausschalten, das Magengeschwüre und Lebensmittelvergiftungen hervorruft. Sie senken den Cholesterinspiegel, verdünnen das Blut und verhindern damit die Bildung von Blutgerinnseln.

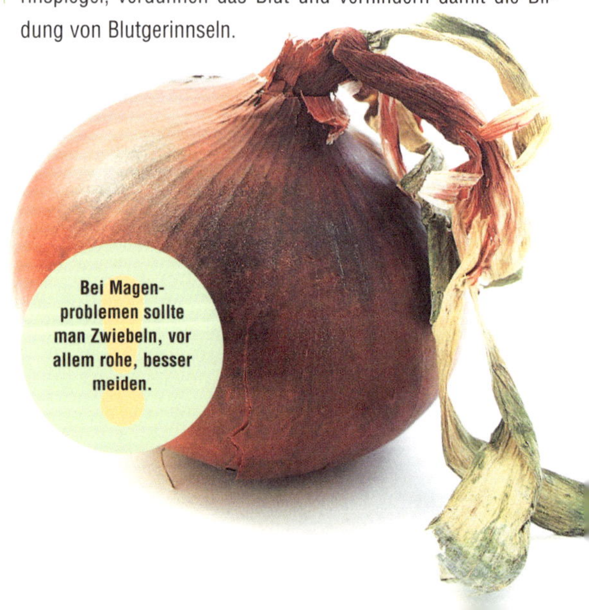

Bei Magenproblemen sollte man Zwiebeln, vor allem rohe, besser meiden.

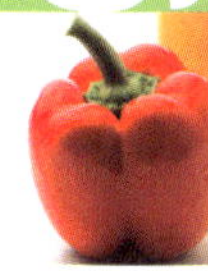

Rote Paprika

Die leuchtend rote Paprika ist besonders reich an Vitamin C und Betacarotin.

Rote Paprika gehört zu den besten Vitamin-C-Quellen. Vitamin C ist ein wichtiger Faktor für die Funktion eines gesunden Immunsystems. Das Gemüse enthält außerdem Flavonoide, die die antioxidante Wirkung des Vitamin C verstärken. Rote Paprika ist reich an Betacarotin, der Vorstufe des antiviral und immunsystemstärkend wirkenden Vitamin A, sowie an Ballaststoffen, die den Cholesterinspiegel regulieren.

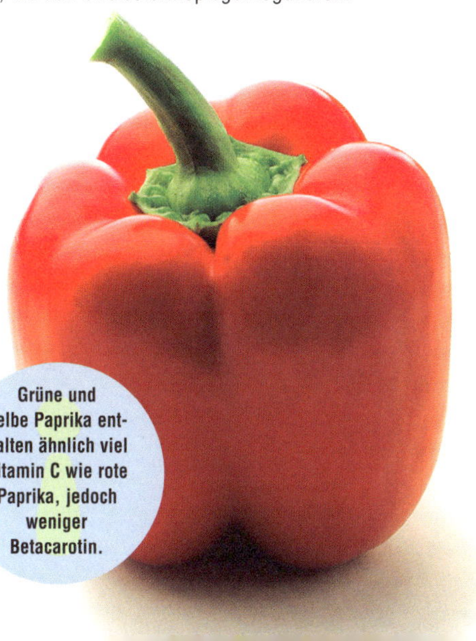

Grüne und gelbe Paprika enthalten ähnlich viel Vitamin C wie rote Paprika, jedoch weniger Betacarotin.

NÄHRSTOFFE Vitamine B6, C, Betacarotin; Ballaststoffe

GEFÜLLTE PAPRIKA

Für 4 Personen

3 EL Olivenöl
4 rote Paprika, entkernt, geputzt
200 g Kirschtomaten
2 Knoblauchzehen, fein gehackt
1 rote Zwiebel, fein gehackt
1 Bund frisches Basilikum, gezupft
100 g Mozzarella, gewürfelt
100 g Parmesan, gerieben
schwarzer Pfeffer

Den Ofen auf 220 °C vorheizen. 2 EL Olivenöl in eine feuerfeste Form geben und in den Ofen stellen. Inzwischen alle Zutaten außer der Paprika mit dem restlichen Olivenöl mischen. Die Paprika mit der Mischung füllen und den vorher sauber abgetrennten „Deckel" wieder aufsetzen. In die Form setzen und 20 Minuten garen. Sofort servieren.

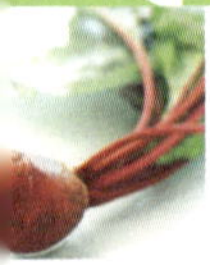

Rote Bete

NÄHRSTOFFE Folat; Eisen, Kalium, Mangan; Betanin; Ballaststoffe, Protein

Rote Bete wirkt entgiftend und blutreinigend und ist reich an abwehrstärkenden Nährstoffen.

Verwandt mit der Zuckerrübe und dem Mangold, wird Rote Bete schon lange als gesundes Gemüse geschätzt. Sie ist ein traditionelles Blutreinigungsmittel. Man nimmt an, dass Rote Bete aus dem Mittelmeerraum oder Nordafrika stammt und zuerst von den Römern angebaut wurde. Sie wurde im 18. Jahrhundert von Köchen in Frankreich eingeführt.

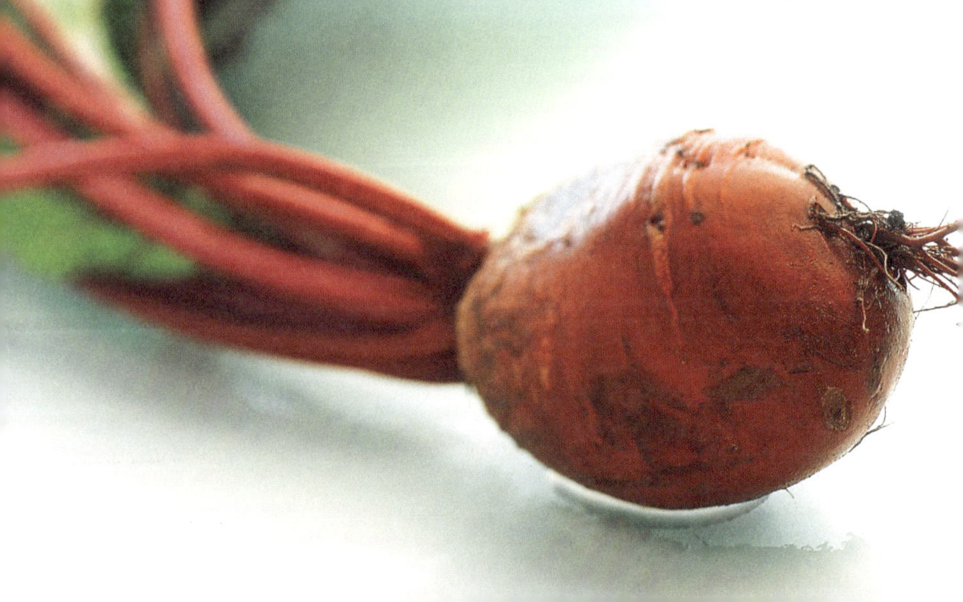

ROTE BETE ALS FITMACHER

Die eisenreiche Rote Bete fördert die Produktion von weißen Blutkörperchen, darunter Phagozyten – „Fresszellen", die Gewebsteilchen aufnehmen und verdauen können –, sowie roten Blutkörperchen, die die Zellen mit Sauerstoff versorgen. Sie enthält das für die Bildung des krebshemmenden Interferons notwendige Mangan. Ihre rote Farbe erhält sie von dem Pigment Betanin, einem antioxidanten Anthocyan, das Krebs und Herzkrankheiten vorbeugt. Rote Bete soll Leber und Nieren entgiften und ist reich an Ballaststoffen, die Verdauung und Herzfunktion fördern.

ROTE BETE ZUBEREITEN

Rote Bete ist sowohl roh als auch gekocht gleichermaßen gesund, zum Beispiel in Salaten oder als Suppe. Auch die Blätter sind reich an Vitamin A und C, Eisen und Calcium und können wie Spinat verwendet werden – einfach ein paar Minuten blanchieren und mit Olivenöl beträufelt servieren.

WISSENSWERTES ÜBER ROTE BETE

- Rote Bete wurde schon in der griechischen Antike in religiösen Ritualen verwendet.
- Rote Bete enthält keine Toxine, doch die Blätter sind reich an Oxalsäure und sollten daher bei Nierensteinen oder Arthritis vermieden werden.
- In der Hausmedizin wurde Rote Bete bei Blutkrankheiten angewandt. Heute wird sie noch immer als homöopathisches Arzneimittel eingesetzt.
- Das Pigment Betanin, das der Roten Bete ihre Farbe gibt, kann den Urin rosa färben. Das ist zwar ein alarmierender Anblick, doch völlig harmlos.

ROTE-BETE-SUPPE *Für 2 Personen*

1 Zwiebel, geschält und gehackt
1 Knoblauchzehe, zerdrückt
1 TL Chilipulver
1 EL Olivenöl
400 g Tomaten aus der Dose
2 frische Rote Bete, gewaschen
Crème fraîche, zum Garnieren

Den Ofen auf 200 °C vorheizen. Die Rote Bete einzeln in Alufolie wickeln und 45 Minuten garen. Abkühlen lassen, dann schälen und würfeln. Knoblauch und Zwiebeln in dem Olivenöl 3 Minuten dünsten. Chili zugeben, 1 Minute weiterkochen, dann die Tomaten zugeben und alles zum Kochen bringen. Auf schwacher Hitze 15 Minuten köcheln lassen, dann die Rote Bete zugeben. In Schalen füllen und mit einem Klecks Crème fraîche servieren.

008

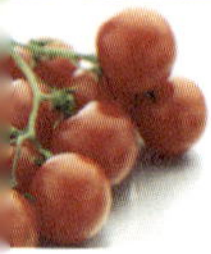

Tomate

NÄHRSTOFFE Vitamine B3, C, E, Betacarotin; Kalium; Lycopin

Es gibt heute mehr als 7000 Tomatensorten – und alle sind voller wichtiger Nährstoffe.

Der Kochvorgang setzt das Lycopin frei, wodurch der Körper es besser verwerten kann.

Tomaten sind reich an Vitamin C, das für Bekämpfung von Viren und zur Stärkung des Immunsystems wichtig ist. Sie enthalten außerdem Lycopin, ein krebshemmendes Carotinoid, das besonders auf die Prostata wirkt. Tomaten sind reich an Betacarotin, einer Vorstufe des Vitamin A, das die Funktion der Thymusdrüse reguliert und die Abwehrkräfte stärkt. Darüber hinaus enthalten Tomaten viel Vitamin E, das den Körper vor Toxinen schützt.

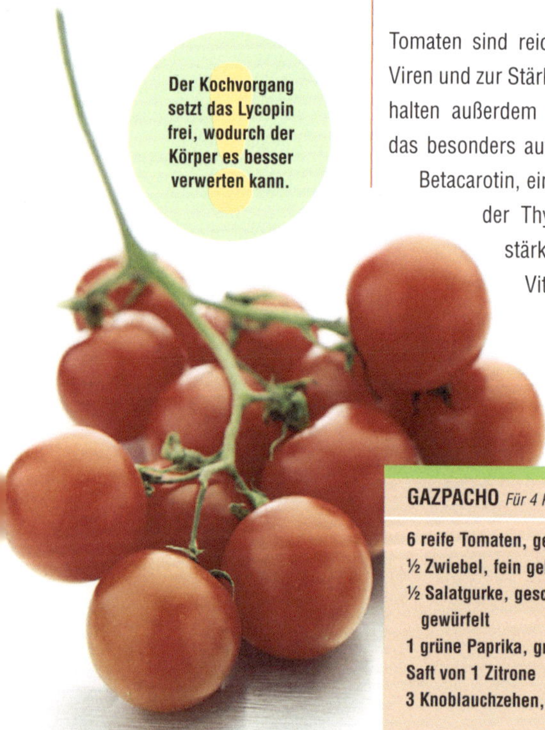

GAZPACHO *Für 4 Personen*

6 reife Tomaten, gehackt
½ Zwiebel, fein gehackt
½ Salatgurke, geschält und gewürfelt
1 grüne Paprika, grob gehackt
Saft von 1 Zitrone
3 Knoblauchzehen, gehackt
3 EL frische Petersilie, gehackt
2 TL Gemüsebrühe

Alle Zutaten im Mixer fein pürieren und auf vier Suppenteller verteilen. Vor dem Servieren 30 Minuten kühl stellen.

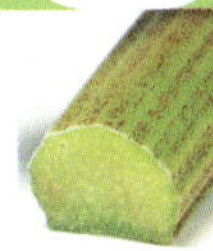

Rhabarber

Die immunsystemstärkende Wirkung des Rhabarbers wird in der traditionellen chinesischen Medizin schon seit Jahrtausenden geschätzt.

Die säuerlichen Rhabarberstängel enthalten antibakterielle Substanzen, die den Körper vor Infektionen schützen. Rhabarber ist eine gute Vitamin-C-Quelle und enthält krebshemmende Substanzen. Er ist reich an Ballaststoffen und senkt dadurch den Cholesterinspiegel, beugt Herzkrankheiten vor und wirkt leicht abführend. Rhabarber enthält Oxalsäure; an Gicht und Arthritis leidende Personen sollten Rhabarber meiden, da Oxalsäure diese Leiden verschlimmern kann.

NÄHRSTOFFE Vitamin C, Folat; Calcium, Kalium, Magnesium; Ballaststoffe; Oxalsäure

RHABARBER-STREUSEL

Für 4 Personen

5 Rhabarberstangen, gehackt
2 EL Wasser
125 g Rohrzucker
175 g Weizenmehl
100 g ungesalzene Butter

Den Ofen auf 180 °C vorheizen. Rhabarber, Wasser und die Hälfte des Zuckers 5 Minuten kochen lassen. Inzwischen die Streuselmischung zubereiten: Die Butter mit dem Mehl verreiben, bis es die Konsistenz von Semmelbröseln hat, dann den restlichen Zucker zugeben und gut vermischen. Das Rhabarberkompott in eine ofenfeste Form geben, den Streuselteig darüber verteilen und goldbraun backen.

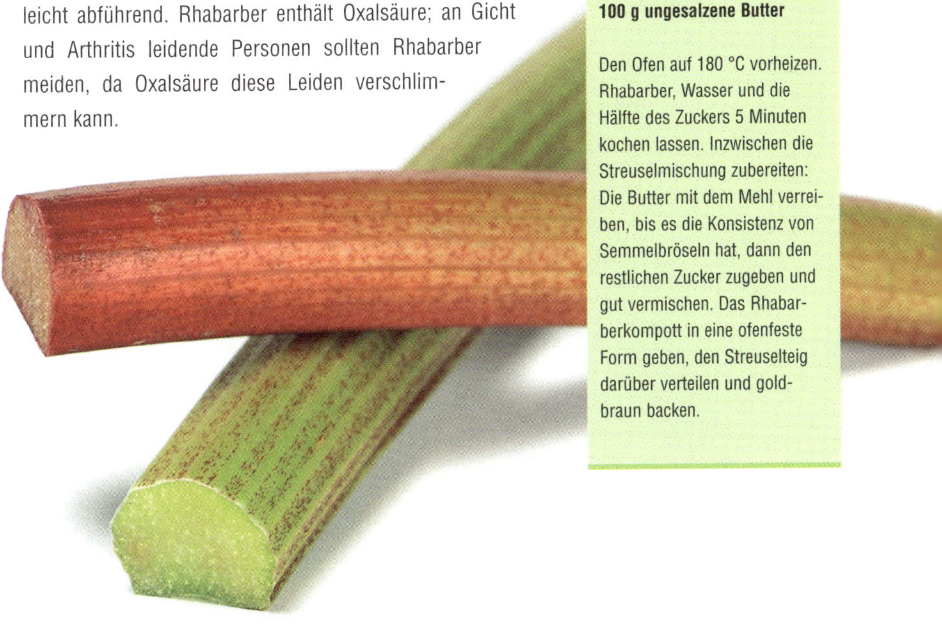

010

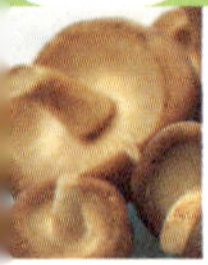

Shiitake-Pilze

NÄHRSTOFFE Vitamine B1, B2, B3, C; Eisen, Kalium, Magnesium, Phosphor; Lentinan; Protein

Die japanischen Baumpilze haben nachweislich starke Heilkräfte.

Der aus China, Japan und Korea stammende Shiitake-Pilz wird in seiner Heimat schon seit Jahrtausenden zur Prävention und Heilung von Krankheiten genutzt. In der traditionellen chinesischen Medizin werden damit Grippe, Erkältungen und Magen-Darm-Erkrankungen behandelt. Inzwischen sind die immunsystemstärkenden Eigenschaften des Shiitake-Pilzes Gegenstand zahlreicher wissenschaftlicher Untersuchungen.

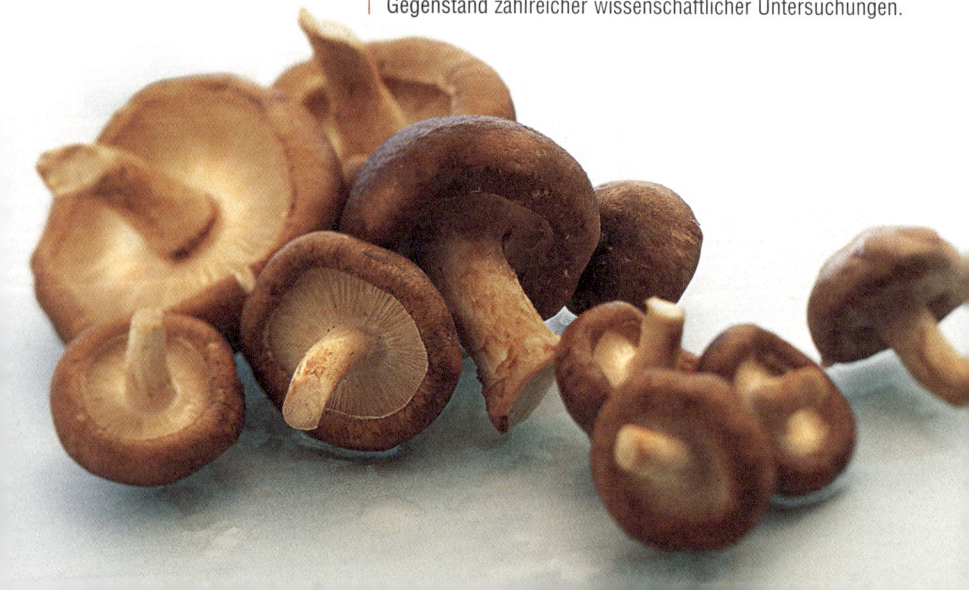

SHIITAKE-PILZE ALS FITMACHER

Der Pilz enthält Lentinan, eine Polysaccharid-Verbindung, die erwiesenermaßen den Cholesterinspiegel senkt. Lentinan wurde in Japan als krebsvorbeugendes Arzneimittel isoliert, da es in der Lage ist, das Immunsystem zur Abtötung von Krebszellen anzuregen. Lentinan regt die Produktion von antiviral und antibakteriell wirkendem Interferon an, das die Entwicklung des HIV-Virus hemmen kann. Der Pilz ist außerdem reich an Aminosäuren, die allgemein die Widerstandskraft des Körpers stärken.

SHIITAKE-PILZE ZUBEREITEN

Shiitake-Pilze sind teurer als andere Pilzarten, doch bereits geringe Mengen sind gesund und sättigend. Sie sind entweder frisch, getrocknet oder eingelegt erhältlich und können in derselben Weise wie gewöhnliche Waldpilze verwendet und zubereitet werden.

WISSENSWERTES ÜBER SHIITAKE-PILZE

- Im alten China wurden Shiitake-Pilze so hoch geschätzt, dass sie einzig dem Kaiser und seiner Familie vorbehalten waren.
- Der Shiitake-Pilz wird heute neben einer Reihe anderer Pilze wie Maitake und Reishi auf seine immunsystemstärkenden Eigenschaften hin untersucht.
- Inzwischen gibt es ein Shiitake-Präparat, das aufgrund seiner blutverdünnenden Wirkung mit Vorsicht genossen werden sollte, wenn man gleichzeitig blutverdünnende Medikamente einnehmen muss.

SHIITAKE-NUDELN *Für 4 Personen*

250 g Pasta (mit Ei)
3 EL Sojasauce
1 EL Austernsauce
1 TL brauner Zucker
1 EL Sesamöl
2 kleine rote Chillies, entkernt und grob gehackt
1 Paket fester Tofu, gewürfelt
5-cm-Stück Ingwer, gerieben
2 Knoblauchzehen, zerdrückt
150 g frische Shiitake-Pilze, grob gehackt
6 Frühlingszwiebeln, gehackt

Die Pasta 5 Minuten in dem kochenden Wasser einweichen, dann abgießen. Sojasauce, Austernsauce und Zucker mischen.

Das Öl in einem Wok erhitzen und Chillies, Tofu, Ingwer und Knoblauch unter Rühren 2 Minuten scharf anbraten. Dann Pasta, Pilze, Saucenmischung und Frühlingszwiebeln zugeben, gut vermischen und sofort servieren.

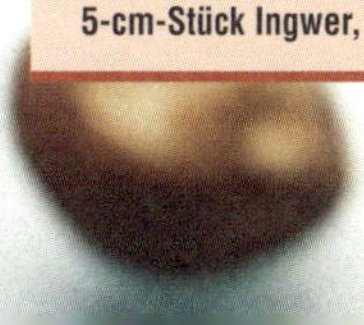

011

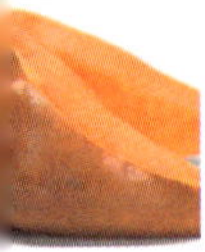

Kürbis

NÄHRSTOFFE Vitamin C, Betacarotin; Ballaststoffe

Orangefarbene Kürbisse enthalten die meisten Carotinoide.

Das große, runde, allseits beliebte Wintergemüse ist reich an krebshemmenden Substanzen.

Kürbisse mit orangefarbenem Fruchtfleisch enthalten viele Carotinoide, die laut medizinischen Untersuchungen helfen, einige Krebsarten, darunter Darmkrebs, sowie Herzkrankheiten zu verhindern. Kürbisse sind außerdem reich an dem für die Immunfunktion unerlässlichen Antioxidans Vitamin C, das vor Viruserkrankungen wie Erkältungen schützt und die allgemeine Widerstandskraft verbessert. Außerdem enthalten Kürbisse Ballaststoffe, die den Cholesterinspiegel senken und die Verdauung fördern.

KÜRBISKRAPFEN *Für 2 Personen*

1 mittelgroßer Kürbis, in dicken Scheiben
175 g Vollkorn-Weizenmehl
½ TL Salz
½ TL Backpulver
2 TL Sternanis
1 Ei
175 ml Wasser
1 Zwiebel, gehackt
2 Knoblauchzehen, zerdrückt
2 EL Olivenöl

Den Kürbis 10 Minuten dämpfen, abkühlen lassen. Salz, Backpulver und Sternanis mischen, das Eigelb und nach und nach das Wasser zugeben und alles zu einer glatten Paste rühren. Zwiebel und Knoblauch zugeben. Das Eiweiß steif schlagen und unter die Teigmischung heben. Öl in einer Bratpfanne erhitzen, die Kürbisschnitze in den Teig tauchen und jeweils ein paar Kürbisstücke von allen Seiten goldbraun ausbacken. Heiß servieren.

012

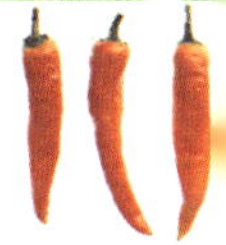

Chili

Trotz ihrer Schärfe haben Chillies eine schmerzstillende Wirkung.

Sogar in kleinen Mengen sind Chillies wertvoll – schon eine kleine rote Schote enthält einen hohen Anteil des antiviral wirkenden, krebshemmenden Betacarotin, das im Körper in Vitamin A umgewandelt wird. Beide Nährstoffe schützen vor Toxinen, können Krebs vorbeugen und den Alterungsprozess verlangsamen. Chillies enthalten das Alkaloid Capsaicin, das eine schmerzstillende Wirkung ausübt und sowohl innerlich als auch äußerlich gegen Kopfschmerzen, Arthritis und Stirnhöhlenvereiterung angewandt wird.

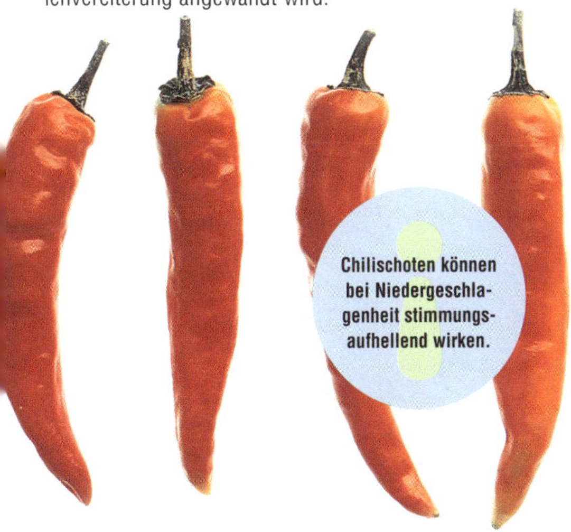

Chilischoten können bei Niedergeschlagenheit stimmungsaufhellend wirken.

NÄHRSTOFFE Vitamin C, Betacarotin; Capsaicin; Ballaststoffe

CHILI-REIS *Für 2 Personen*

200 g Langkornreis
abgeriebene Schale von 1 Limette
1 Knoblauchzehe, geschält
1 rote Chili, grob gehackt
Schale und Saft von 2 Zitronen
1 EL Körnersenf
4 EL Olivenöl

Reis, Limettenschale und die Knoblauchzehe in einem Topf mit Wasser aufkochen und bei schwacher Hitze gar ziehen lassen. Abgießen, Limettenschale und Knoblauch entfernen. Die restlichen Zutaten in den Reis geben. Als Beilage servieren.

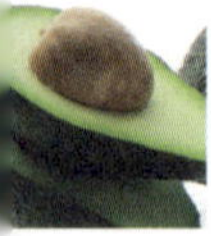

Avocado

NÄHRSTOFFE Vitamine B1, B2, B3, B5, E, K, Biotin, Carotinoide, Folat; Kalium, Zink; Beta-Sitosterol, Glutathion; Omega-6-Fettsäuren; Ballaststoffe

Die äußerst gesunde Avocado ist eine der wenigen fetthaltigen Obst- und Gemüsesorten.

Streng genommen ist die Avocado eine Frucht, obwohl sie allgemein eher als Gemüse betrachtet wird. Sie stammt aus Zentralamerika und wurde im 16. Jahrhundert von den spanischen Eroberern nach Europa gebracht. Die vollreife Frucht hat eine weiche, butterartige Konsistenz und einen milden, cremigen Geschmack.

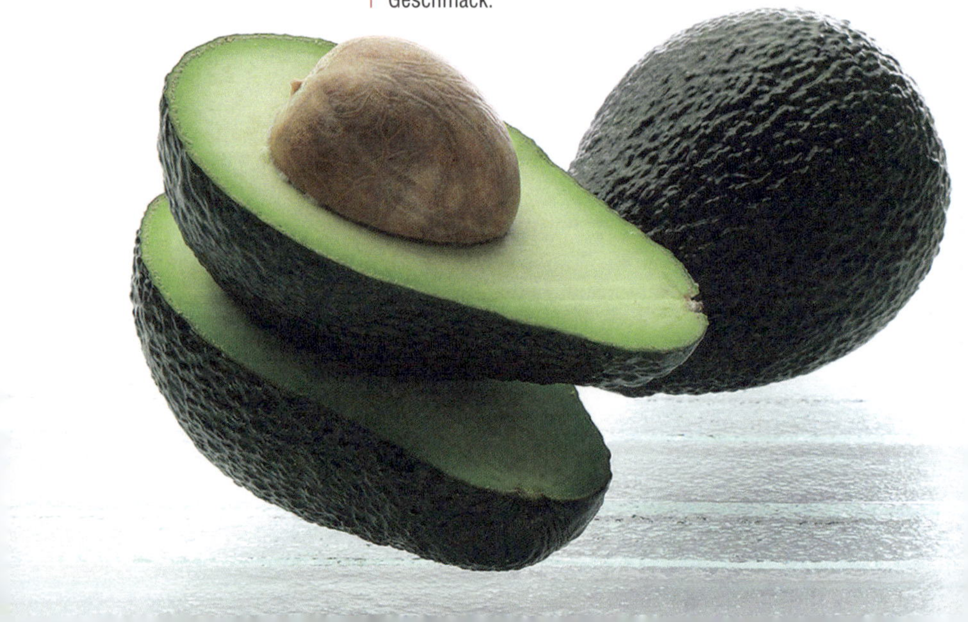

AVOCADO ALS FITMACHER

Avocados enthalten einfach ungesättigte Fettsäuren, die den Cholesterinspiegel senken, wie z. B. Linolsäure (Omega-6-Fettsäure), die im Körper zu Gamma-Linolensäure umgewandelt wird. Diese ist blutverdünnend, wirkt lindernd bei Infektionen und reguliert den Blutzuckerspiegel. Avocados sind reich an Vitamin E, das die Wirkung von Toxinen im Körper neutralisiert und das Immunsystem stärkt. B-Vitamine unterstützen die Zellen bei der Abwehr von Eindringlingen – ebenso wie Glutathion, eine Substanz, die die Leistungsfähigkeit der körpereigenen „Killerzellen" stärkt. Außerdem enthalten Avocados die Substanz Beta-Sitosterol, die besonders der Prostata zugutekommt.

AVOCADO ZUBEREITEN

Avocados werden üblicherweise vor der Reife gepflückt und müssen etwa eine Woche lang bei Zimmertemperatur nachreifen. Man kann den Prozess beschleunigen, wenn man sie zusammen mit einer Banane in eine Papiertüte steckt.

WISSENSWERTES ÜBER AVOCADO

- Die Avocado war früher aufgrund ihrer butterähnlichen Konsistenz auch als Butterfrucht oder Butterbirne bekannt. In Spanien wird sie auch Alligatorbirne genannt.
- Das Fleisch halbierter Avocados färbt sich nicht braun, wenn der Kern nicht entfernt und die Oberfläche mit Zitronensaft beträufelt wird.
- Avocados sind gut für die Haut – eine 10-Minuten-Gesichtsmaske aus Avocadomus wirkt Wunder für den Teint.
- Latex-Allergien gehen meist auch mit Avocado-Allergien einher.

GUACAMOLE *Ergibt 1 große Schüssel*

2 reife Avocados, geschält und entsteint
Saft von 1 Limette
2 Knoblauchzehen, zerdrückt
1 mittelgroße Zwiebel, fein gehackt
2 Tomaten, abgezogen, gehackt
1 kleine rote Chili, entkernt, fein gehackt
1 EL frischer Koriander, fein gehackt

Avocadofleisch und Limettensaft mit der Gabel zu einer glatten Paste zerdrücken. Die restlichen Zutaten zugeben und gut vermischen. Wer es noch cremiger mag, nimmt dazu den Küchenmixer. Als Dip zu Rohkost servieren.

014

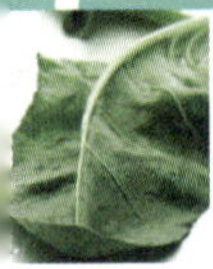

Spinat

NÄHRSTOFFE Vitamine B2, B3, C, E, Carotinoide, Folat; Calcium, Magnesium, Zink; Ballaststoffe

SPINAT-RISOTTO

Für 4 Personen

1 EL Olivenöl
55 g ungesalzene Butter
2 Zwiebeln, fein gehackt
275 g Arborio-Reis
1 kleines Glas Weißwein
850 ml Gemüsefond
4 Handvoll frischer Spinat, gewaschen
100 g Parmesan, gerieben

Die Zwiebel in Öl und Butter anbräunen. Den Reis darin 1 Minute unter Rühren anbraten, dann den Wein zugeben und verdampfen lassen. Mit Fond aufgießen, bis der Reis bedeckt ist, und gar ziehen lassen. Nach Bedarf mehr Fond zufügen. Den Spinat in den Reis geben und unter Rühren darin blanchieren. Mit Parmesan bestreut servieren.

Das vielseitige und geschätzte Blattgemüse hat krebsvorbeugende Eigenschaften.

Spinat ist reich an Carotinoiden, die der Körper in Vitamin A umwandelt – Basisbestandteil eines gesunden Immunsystems. Spinat kann vor Lungen-, Brust- und Gebärmutterhalskrebs sowie vor Herzkrankheiten schützen. Sein Vitamin-C-Gehalt sorgt für gesunde Schleimhäute, seine B-Vitamine steigern die Energie und stärken das Nervensystem. Spinat enthält außerdem viel Zink, der für die Funktion der T-Zellen nötig ist.

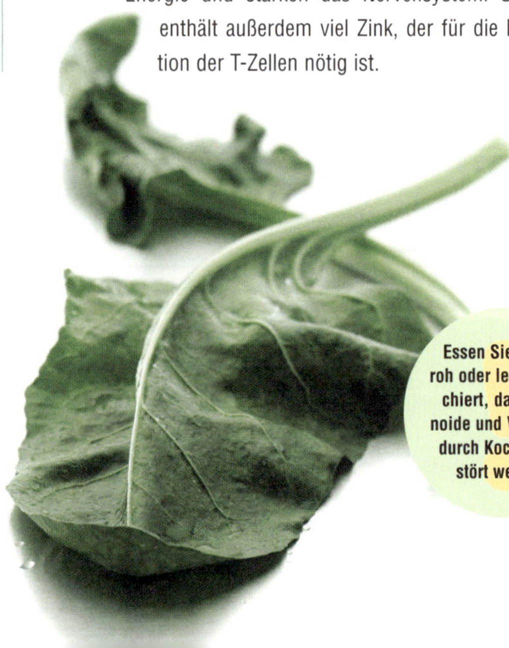

Essen Sie Spinat roh oder leicht blanchiert, da Carotinoide und Vitamin C durch Kochen zerstört werden.

015

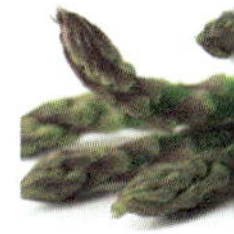

Spargel

Das zarte, edle Frühlingsgemüse ist ein wichtiger Bestandteil des Arzneikastens der Natur.

Spargel wirkt harntreibend und unterstützt daher den Körper beim Ausschwemmen von Toxinen. Seine reinigende, entzündungshemmende Wirkung lindert bei Verdauungsbeschwerden, das Reizdarmsyndrom und Gelenkrheumatismus. Spargel enthält Folat, Betacarotin, Vitamin C sowie das Antioxidans Glutathion, das das Risiko von Herzkrankheiten und Krebs senkt. Er ist außerdem reich an Rutin, einem kreislaufstärkenden Flavonoid, sowie Asparagin, einer entgiftend wirkenden Aminosäure.

Um den Vitamin-C-Gehalt der zarten Spitzen zu erhalten, sollte Spargel nur leicht gedämpft werden.

NÄHRSTOFFE Vitamine B3, C, Betacarotin, Folat; Kalium, Zink; Asparagin; Flavonoide; Ballaststoffe

GEBACKENER SPARGEL

Für 4 Personen

500 g Spargelspitzen
2 EL Olivenöl
Meersalz und schwarzer Pfeffer
gehobelter Parmesan

Den Spargel auf einem Backblech ausbreiten und mit dem Olivenöl beträufeln. Mit Salz und Pfeffer abschmecken. Im mäßig heißen Ofen 15 Minuten garen. Mit dem gehobelten Parmesan bestreut servieren.

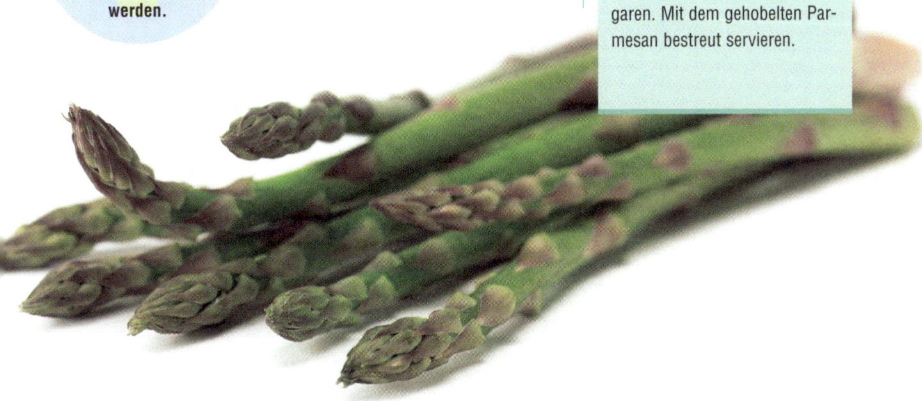

016

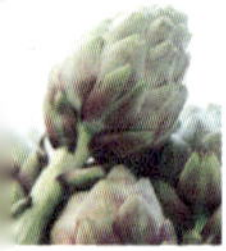

Artischocke

NÄHRSTOFFE Vitamine B3, B5, Biotin, Folat; Kalium, Zink; Cynarin

Das attraktive und wohlschmeckende Gemüse ist eigentlich die Blütenknospe einer großen Distelart.

Artischocken gelten als ein traditionelles Mittel gegen einen Kater, denn sie enthalten Cynarin, eine leberstärkende Substanz. Cynarin wirkt entgiftend und lindert daher auch das Reizdarmsyndrom. Der hohe Anteil an B-Vitaminen stärkt das Immunsystem und macht die Artischocke zu einem wahren Energiespender für Körper und Geist.

ARTISCHOCKEN-SALAT

Für 4 Personen

8 Artischockenherzen
4 große Tomaten, geviertelt
1 rote Zwiebel, fein gehackt
½ grüne Paprika, gehackt
100 g grüne Oliven
1 Knoblauchzehe, zerdrückt
6 EL Olivenöl
4 EL Zitronensaft
1 TL Dijonsenf
Meersalz und Pfeffer

Werden frische Artischocken verwendet, zunächst die äußeren Blätter abbrechen und das ungenießbare Heu im Inneren herausschaben. Die Herzen 20 Minuten gar kochen, dann unter kaltem Wasser abspülen. Sie können auch fertig präparierte Herzen aus dem Glas verwenden. Mit Tomaten, Zwiebel, grüner Paprika und Oliven mischen. Die restlichen Zutaten zu einem Dressing rühren und das Gemüse damit beträufeln.

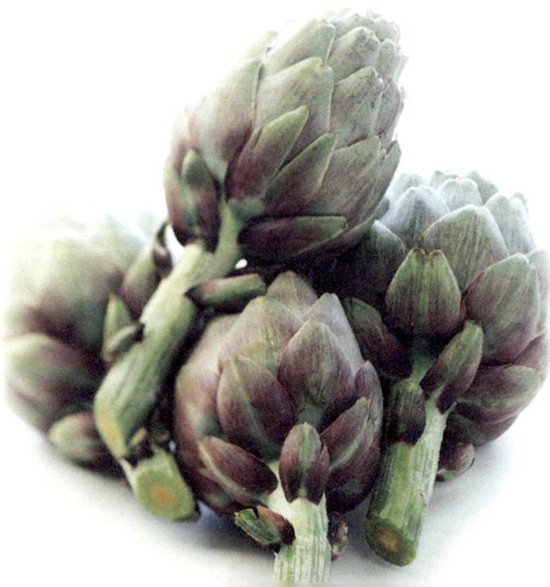

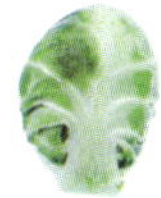

Rosenkohl

NÄHRSTOFFE Vitamine B2, B5, B6, C, Folat, Betacarotin; Kalium; Glucosinolate; Ballaststoffe

Der hohe Gehalt an Antioxidantien im Rosenkohl wirkt krebsvorbeugend.

Rosenkohl ist ein guter Lieferant von Glucosinolaten, die die Bildung von krebshemmenden Enzymen fördern. Er ist reich an Vitamin C und Folat, Substanzen, die die Selbstheilungskräfte des Körpers unterstützen. Er enthält auch immunsystemstärkendes Vitamin B5, das die Bildung von Antikörpern fördert. Seine Ballaststoffe halten das Verdauungssystem in Schwung und senken den Cholesterinspiegel.

Der ursprüngliche Name lautet „Choux de Bruxelles", denn er wurde zuerst im 16. Jahrhundert in Belgien angebaut.

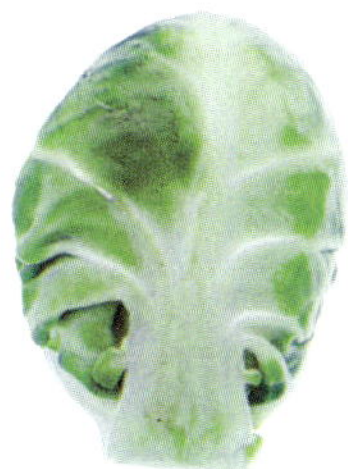

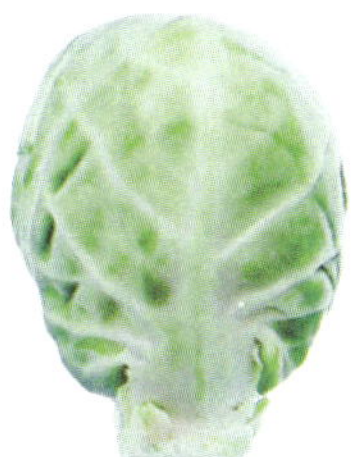

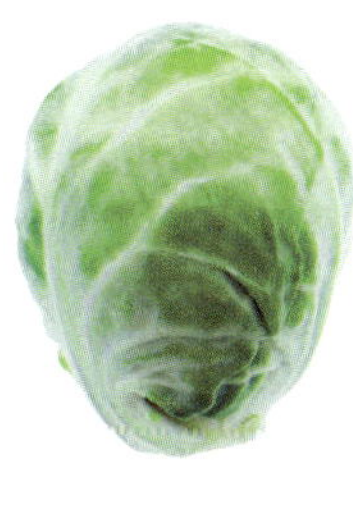

ROSENKOHL-MANDELN-PFANNE *Für 4 Personen*

2 Zwiebeln, geschält und grob gehackt
150 g blanchierte Mandeln, geröstet
4 EL Olivenöl
600 g Rosenkohl, geschält und grob gehackt
schwarzer Pfeffer

Zwiebeln und Mandeln in dem Öl andünsten. Den Rosenkohl 1 Minute in leicht gesalzenem Wasser blanchieren, dann zu den Zwiebeln und Mandeln in die Pfanne geben und bei schwacher Hitze garen. Nach Geschmack mit Pfeffer würzen und sofort servieren.

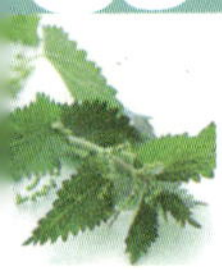

Brennnessel

NÄHRSTOFFE Vitamine B1, B2, B3, B5, C, K, Betacarotin; Eisen, Calcium, Kalium, Magnesium

Die Brennnessel wird zu Unrecht als Unkraut verachtet, denn sie ist reich an Vitaminen und Mineralstoffen.

Brennnesseln wirken entgiftend, harntreibend und sind besonders wirksam gegen Gicht, Akne und Arthritis. Ihre Nährstoffe stärken das Immunsystem, lindern chronische Krankheiten und unterstützen die Rekonvaleszenz. Aufgrund des hohen Gehalts an Antioxidantien wirken Brennnesseln außerdem krebsvorbeugend.

BRENNNESSEL-ZITRONEN-TEE *Ergibt 1 Tasse*

2 frische Brennnesselspitzen
1 Zitronenschnitz
1 Tasse kochendes Wasser

Die Brennnesseln waschen (dabei Gummihandschuhe tragen). In einem Teesieb mit kochendem Wasser übergießen und einen Zitronenschnitz zugeben, 5 Minuten ziehen und und vor dem Trinken abkühlen lassen.

Brennnesseln sollten mit Handschuhen geerntet und vor dem Genuss gekocht werden.

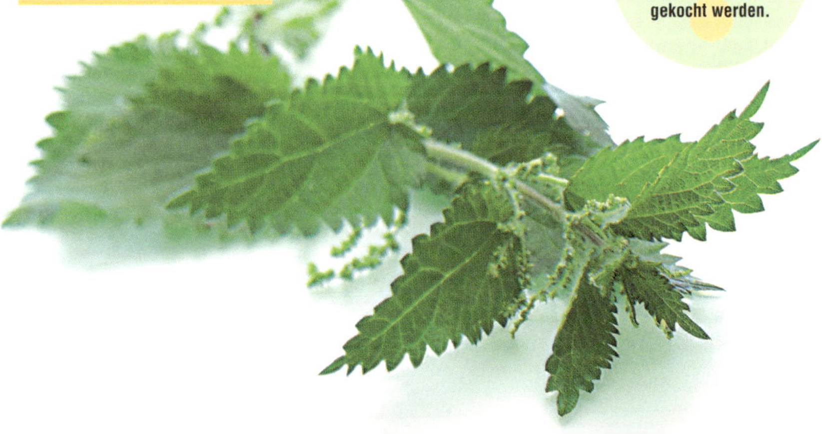

019

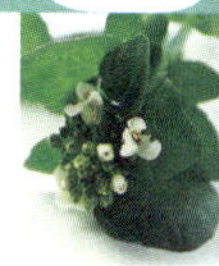

Brunnenkresse

Das beliebte und herzhafte Salatkraut bringt Ihr Immunsystem auf Trab.

Brunnenkresse ist reich an Glucosinolaten – pflanzlichen Substanzen, die die Bildung von krebshemmenden Enzymen fördern – sowie Vitamin C, einem für die Funktionen des Immunsystems wichtigen Antioxidans. Dieses stärkt zusammen mit Vitamin B6 die Funktion der weißen Blutkörperchen, die den Abtransport von Abfallprodukten aus dem Blutkreislauf durchführen. Brunnenkresse enthält außerdem Mangan und Eisen, Mineralstoffe, die die Abwehrkräfte stärken.

Brunnenkresse ist ein entgiftendes und abwehrstärkendes traditionelles Hausmittel.

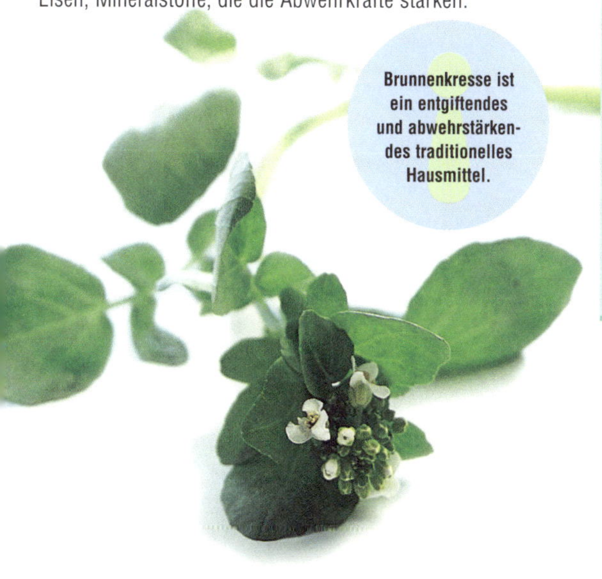

NÄHRSTOFFE Vitamine B3, B6, C, E, K, Betacarotin (und andere Carotinoide); Calcium, Eisen, Mangan, Zink; Glucosinolate; Ballaststoffe

BRUNNENKRESSE-DIP

Ergibt 1 Schüssel

1 große Handvoll Brunnenkresse, gehackt
1 Zwiebel, gehackt
1 Avocado, geschält, entsteint, grob gehackt
Saft von ½ Zitrone
1 Prise Gemüsebrühe
1 Knoblauchzehe

Alle Zutaten im Mixer pürieren. Als Dip für Rohkost servieren.

020

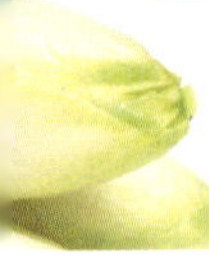

Chicorée

NÄHRSTOFFE Vitamin B1, Folat, Betacarotin; Eisen, Phosphor; Ballaststoffe

CHICORÉE-BEILAGE

Für 2–3 Personen

2 Chicorée, grob gehackt
1 kleiner roter Apfel, gewürfelt
2 EL frischer Zitronensaft
2 TL Olivenöl
Meersalz und Pfeffer
1 EL frische Petersilie, gehackt
2 EL Weißweinessig
Wasser

Alle Zutaten außer Essig und Petersilie bei schwacher Hitze ziehen lassen, bis das Wasser verdampft ist. Abtropfen lassen und mit Essig beträufelt und Petersilie bestreut als Beilage servieren.

Die verdauungsfördernde Salatpflanze wurde urprünglich wegen ihrer Wurzel angebaut, die als Kaffeezusatz diente.

Chicorée enthält Bitterstoffe, die die Verdauung fördern und die Leber entgiften. Er ist reich an Betacarotin, einem krebsvorbeugenen, antiviralen Antioxidans, das im Körper in Vitamin A umgewandelt wird. Er enthält außerdem Vitamin B1, einen wichtigen Energiespender, der Nerven und Schleimhäute gesund hält. Ballaststoffe unterstützen das Verdauungssystem und senken den Cholesterinspiegel.

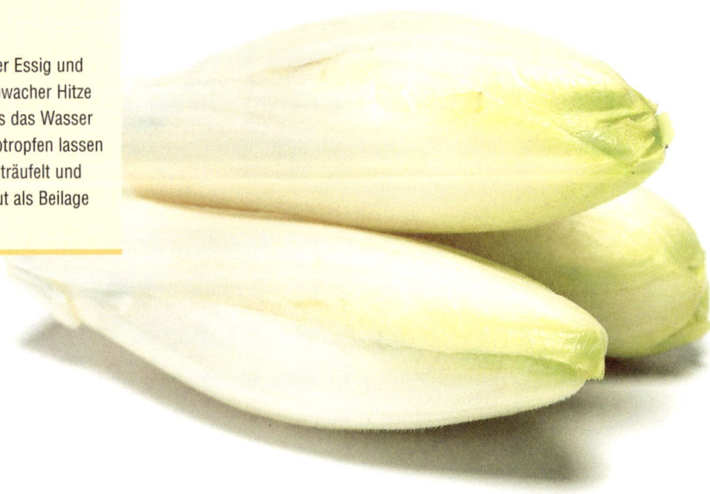

021

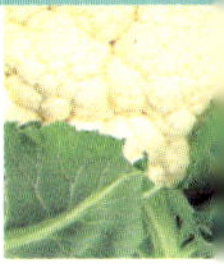

Blumenkohl

Man nimmt an, dass der nährstoffreiche Blumenkohl ursprünglich aus China stammt.

NÄHRSTOFFE Vitamine B3, B5, B6, C, Folat; Calcium, Kalium, Zink; Glucosinolate; Ballaststoffe

Wie die anderen Kreuzblütengewächse enthält Blumenkohl Glucosinolate, sekundäre Pflanzenstoffe, die krebsvorbeugend wirken, besonders bei Lungen-, Brust-, Magen- und Darmkrebs. Er enthält außerdem Vitamin C und Zink, beides wichtige Faktoren für die Stärkung des Immunsystems. Blumenkohl ist eine gute Quelle an B-Vitaminen, darunter das das Urogenitalsystem stärkende Folat sowie Vitamin B5, das bei der Antikörperproduktion eine Rolle spielt.

Die antiallergene Wirkung des Blumenkohls kann Asthma und Hautallergien lindern.

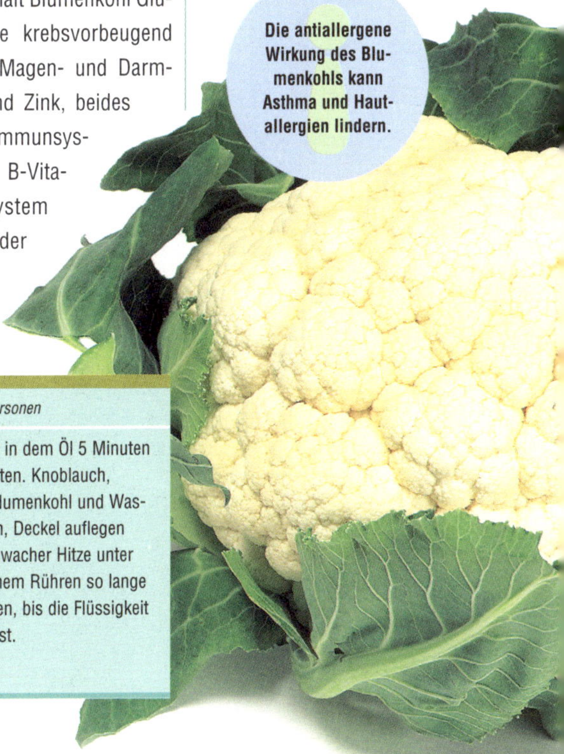

BLUMENKOHL AUF INDISCHE ART *Für 4 Personen*

1 Zwiebel, fein gehackt
1 EL Olivenöl
1 Knoblauchzehe, zerdrückt
1 TL Ingwerpulver
1 TL Koriander
1 TL Kurkuma
1 mittelgroßer Blumenkohl, in Röschen
2 EL Wasser

Die Zwiebel in dem Öl 5 Minuten glasig dünsten. Knoblauch, Gewürze, Blumenkohl und Wasser zugeben, Deckel auflegen und bei schwacher Hitze unter gelegentlichem Rühren so lange ziehen lassen, bis die Flüssigkeit verdampft ist.

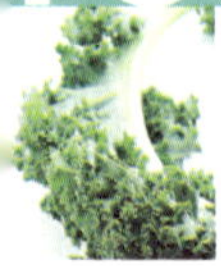

Grünkohl

NÄHRSTOFFE Vitamine B2, B3, B6, C, E, K, Betacarotin, Folat; Calcium, Eisen, Magnesium, Zink; Flavonoide, Glucosinolate; Ballaststoffe

Grünkohl ist außerordentlich reich an immunsystemstärkenden Vitaminen und Nährstoffen.

Grünkohl soll, wie viele Kohlarten, aus dem Mittelmeerraum stammen. Wie auch Weiß- und Rosenkohl gehört er zur Familie der Kreuzblütengewächse *(Brassicaceae)* und hat wie diese die Fähigkeit, große Mengen von Wasser und Nährstoffen in den Blättern zu speichern.

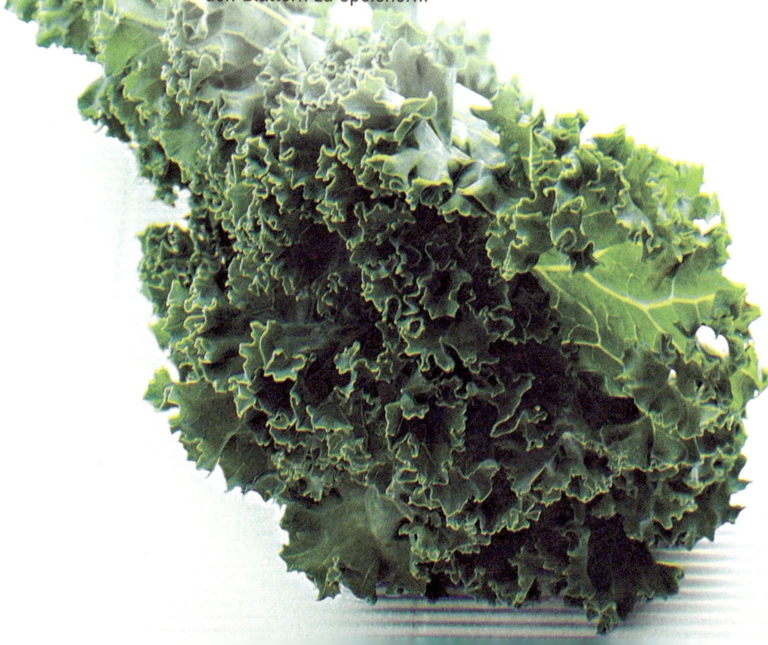

GRÜNKOHL ALS FITMACHER

Grünkohl enthält viele Glucosinolate, krebshemmende Pflanzenstoffe, die die Abfuhr von Toxinen fördern, Enzyme im Körper reparieren und die Zellteilung von Krebszellen unterdrücken. Flavonoide unterstützen den Kreislauf und stimulieren die Abwehrkräfte, während pflanzliche Sterole den Cholesterinspiegel senken. Grünkohl ist reich an B-Vitaminen, die für Energie sorgen und das Immunsystem in Schwung bringen. Er ist reich an den Antioxidantien Vitamin C und Betacarotin sowie Vitamin K, das Blutgerinnsel verhindert und die Wundheilung fördert. Mineralstoffe wie Eisen und Zink unterstützen ebenfalls die Abwehrkräfte.

GRÜNKOHL ZUBEREITEN

Genießen Sie das Wintergemüse roh, gedämpft als Beilage oder als Gemüsepfanne. Grünkohl ist eine unentbehrliche Vitamin- und Nährstoffspritze während der kalten Jahreszeit.

ZARTER PETERSILIEN-GRÜNKOHL *Für 4 Personen*

1 kg Grünkohl
2 EL Olivenöl
Meersalz und schwarzer Pfeffer
3 EL frische Petersilie, gehackt
½ TL Muskatnuss

Grünkohl waschen und hacken. Das Öl in einem großen Topf erhitzen, den Grünkohl zugeben, Deckel auflegen und bei schwacher Hitze gar ziehen lassen. Mit Salz und Pfeffer abschmecken, Petersilie und Muskatnuss zugeben und 1 Minute gründlich umrühren. Sofort servieren.

WISSENSWERTES ÜBER GRÜNKOHL

- Grünkohl soll wie andere Kohlarten den Hormonspiegel regulieren und dadurch Brust- und Eierstockkrebs vorbeugen.
- Durch ihren hohen Gehalt an Glucosinolaten sind die Mitglieder der *Brassicaceae*-Familie vermutlich die wichtigsten krebsvorbeugenden Gemüsesorten.
- Regional kennt man den Grünkohl auch unter den Bezeichnungen Braunkohl, Hochkohl, Krauskohl oder Winterkohl.
- Die in Grünkohl enthaltenen Nährstoffe sind gut für die Haut und die Zellmembranen und begünstigen die Wundheilung.

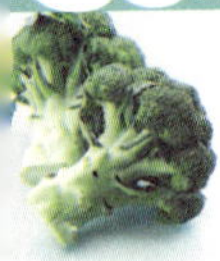

Brokkoli

NÄHRSTOFFE Vitamine B3, B5, C, E, Folat, Betacarotin; Calcium, Eisen, Zink; Sulforaphane; Ballaststoffe

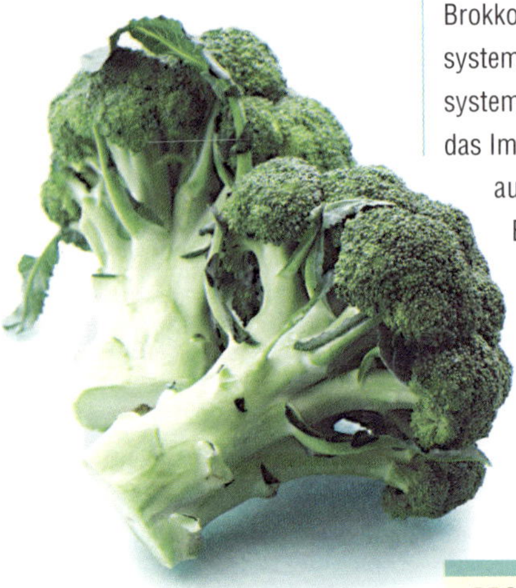

Brokkoli, ein weiteres Mitglied der Kohlfamilie, ist wohl eines der gesündesten Gemüse überhaupt.

Brokkoli ist außerordentlich reich an Vitamin C, einem immunsystemstärkenden Antioxidans, sowie an nerven- und immunsystemstärkenden B-Vitaminen. Carotinoide unterstützen die das Immunsystem regulierende Thymusdrüse. Brokkoli enthält außerdem Sulforaphane, pflanzliche Stoffe, die die Entwicklung von Krebsgeschwüren unterdrücken. Die Ballaststoffe im Brokkoli sind wichtig für ein gesundes Verdauungssystem und entgiften die Leber.

Zwei bis drei Portionen Brokkoli pro Woche schützen vor Krebs, Herzkrankheiten und Erkältungen.

BROKKOLI-PFANNE *Für 2 Personen*

2 EL Sesamöl
5-cm-Stück frischer Ingwer, gerieben
1 Brokkolikopf, gewaschen, in Röschen zerteilt
1 Knoblauchzehe, zerdrückt

Das Öl langsam in einer Pfanne erhitzen, dann Ingwer und Brokkoli zugeben und 3 Minuten pfannenrühren. Erst dann den Knoblauch zugeben und noch 2 Minuten weitergaren. Sofort servieren.

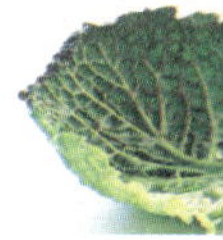

Wirsingkohl

Der zarte Wirsing hat entgiftende Eigenschaften.

Wirsingkohl enthält Vitamin C, ein immunsystemstärkendes Antioxidans, sowie Betacarotin, das in den Zellen in das krebshemmende Vitamin A umgewandelt wird. Er ist eine gute Quelle an Vitamin B3, das für Energie, gesunde Muskeln und Nerven sorgt, sowie an Folat, einer Schlüsselsubstanz für die Gesundheit der Fortpflanzungsorgane. Wirsingkohl enthält Glucosinolate, enzymhaltige Pflanzenstoffe, die krebsvorbeugend wirken sollen.

Der hohe Eisengehalt des Wirsingkohls unterstützt den Sauerstofftransport in den Blutgefäßen.

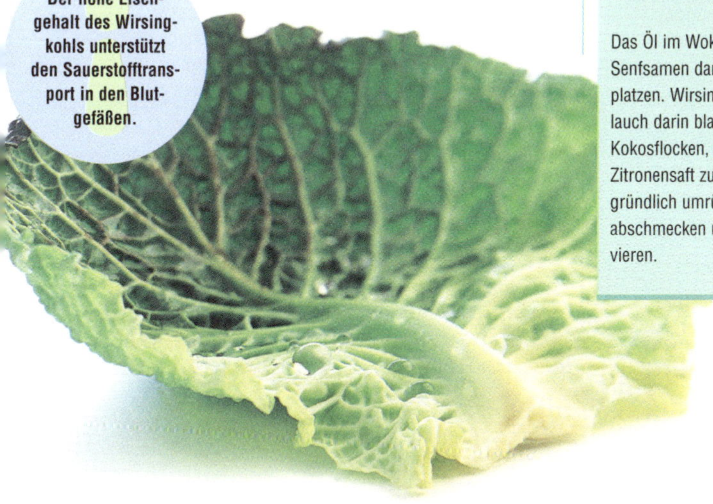

NÄHRSTOFFE Vitamine B3, C, Folat, Betacarotin; Calcium, Eisen, Kalium; Glucosinolate; Ballaststoffe

SÜSSER WIRSINGKOHL

Für 4 Personen

3 EL Olivenöl
1 EL Senfsamen
1 Wirsingkohl, gehackt
2 Knoblauchzehen, zerdrückt
2 EL Kokosflocken
1 EL Ahornsirup
2 EL Zitronensaft
Salz und schwarzer Pfeffer

Das Öl im Wok erhitzen und die Senfsamen darin rösten, bis sie platzen. Wirsingkohl und Knoblauch darin blanchieren, dann Kokosflocken, Ahornsirup und Zitronensaft zugeben. 1 Minute gründlich umrühren, dann abschmecken und sofort servieren.

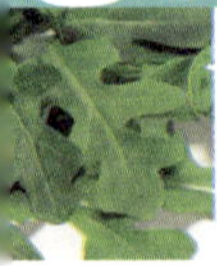

Rukola

NÄHRSTOFFE Vitamin C, Betacarotin; ätherische Öle; Ballaststoffe; Sulforaphane

Die pikante, knackige Salatpflanze ist außerordentlich nährstoffreich.

Rukola enthält außerordentlich viel Vitamin C, ein immunsystemstärkendes Antioxidans, das den Körper vor Infektionen und Krankheiten schützt. Die auch als Rauke bekannte Salatpflanze ist reich an Betacarotin, einer Vorstufe des krebshemmenden Vitamin A. Rukola enthält zudem Sulforaphan, eine weitere krebsvorbeugende Substanz, sowie verdauungsfördernde Ballaststoffe.

STEAK-BROTE MIT RUKOLA *Für 4 Personen*

4 Scheiben Vollkornbrot
150 g Butter
2 EL frische Petersilie, gehackt
4 Minutensteaks
2 Tomaten, grob gehackt
1 große Handvoll Rukola, gewaschen

Das Brot von beiden Seiten goldbraun rösten. Butter und Petersilie zusammengeben und das Brot damit bestreichen. Die Steaks je 1 Minute auf jeder Seite grillen und die Brotscheiben damit belegen. Mit gehackter Tomate und Rukola garniert servieren.

Rukola wird meistens roh als Salat verzehrt, schmeckt aber auch blanchiert.

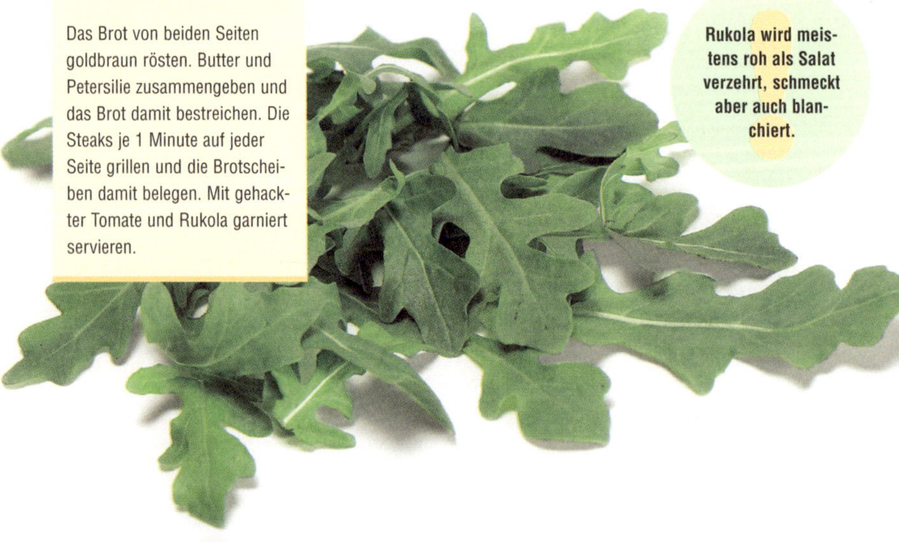

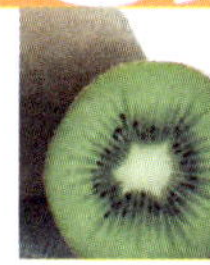

Kiwi

In Kiwis findet sich mehr Vitamin C als in Orangen. Sie gehören daher zu den Top-Fitmachern.

NÄHRSTOFFE Vitamine B3, C, Betacarotin; Ballaststoffe

Die immunsystemstärkende Wirkung der Kiwi ist vor allem auf den hohen Gehalt an Vitamin C zurückzuführen. Eine einzige Frucht enthält etwa 120 Prozent der empfohlenen Tagesration eines Erwachsenen. Im Gegensatz zu anderen Früchten bleiben die Nährstoffe hier auch lange nach der Ernte erhalten: Nach sechs Monaten Lagerzeit enthält die Kiwi noch stolze 90 Prozent ihres Vitamin-C-Gehalts. Kiwis sind auch eine gute Quelle an verdauungsfördernden und herzstärkenden Ballaststoffen.

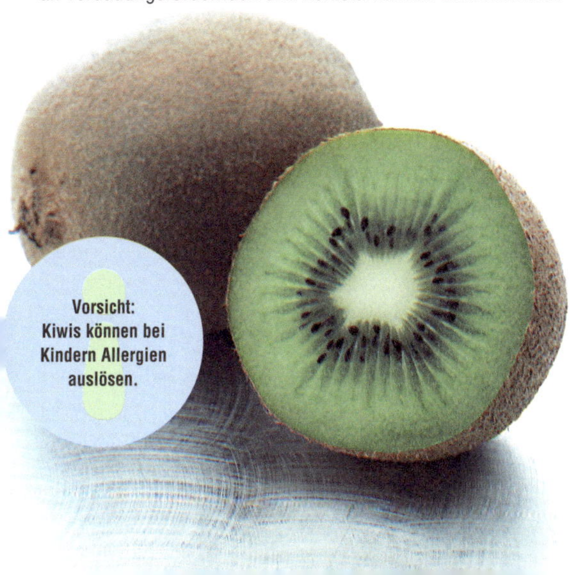

TROPISCHER OBSTSALAT

Für 4 Personen

4 Kiwis, geschält, grob gehackt
1 Mango, geschält, entsteint, gewürfelt
1 Papaya, geschält, entkernt, grob gehackt
8 Lychees, geschält, entsteint, halbiert
1 Ananas, geschält, gewürfelt
Fruchtfleisch von 4 Passionsfrüchten

Alle Zutaten mischen und den Salat vor dem Servieren 1 Stunde bei Zimmertemperatur stehen lassen.

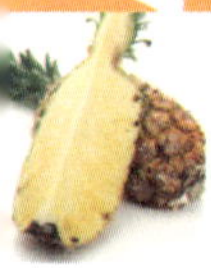

Ananas

NÄHRSTOFFE Vitamine B1, B2, C; Mangan; Bromelain, Ballaststoffe

Ananas ist reich an Bromelain, einem Enzym, das Entzündungen und Schwellungen lindert.

Frische Ananas enthält Bromelain – ein Enzym, das bei der Verdauung von Proteinen mitwirkt und dadurch den Verdauungsapparat unterstützt. Es wirkt entzündungshemmend, besonders bei Stirnhöhlenvereiterung, Gicht und Gelenkarthritis, und fördert die Wundheilung. Ananas ist eine gute Quelle an Mangan – ein Bestandteil von antioxidanten und energiefördernden Enzymen. Außerdem ist Ananas reich an immunsystemstärkendem Vitamin C, das gegen die schädliche Wirkung freier Radikale schützt.

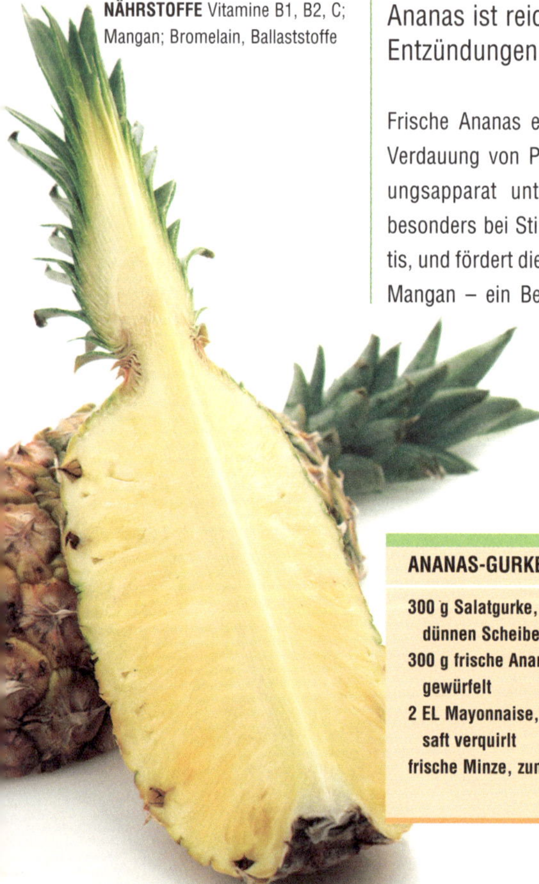

ANANAS-GURKEN-SALAT *Für 2 Personen*

300 g Salatgurke, geschält, in dünnen Scheiben
300 g frische Ananas, geschält, gewürfelt
2 EL Mayonnaise, mit Zitronensaft verquirlt
frische Minze, zum Garnieren

Die Salatgurke mit Salz bestreuen. 4 Minuten einwirken lassen, abspülen und das Wasser ausdrücken. Gurke und Ananas mischen und für 2 Stunden in den Kühlschrank stellen. Mit der Mayonnaise mischen und mit Minze bestreut servieren.

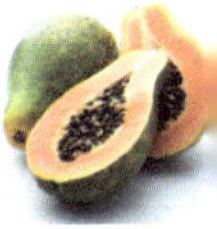

Papaya

Das Fruchtfleisch des tropischen Melonenbaumgewächses ist süß und reich an Carotinoiden und Antioxidantien.

Die Papaya ist reich an immunsystemstärkendem Vitamin C und Betacarotin, Inhaltsstoffen, die Arterienverkalkung entgegenwirken und das Herz-Kreislauf-System schützen. Ballaststoffe senken den Cholesterinspiegel und beugen Darmkrebs vor, indem sie Antikörper gegen krebserregende Toxine bilden. Papaya enthält Papain, ein Enzym, das die Proteinverbrennung und die Verdauung fördert sowie Entzündungen vorbeugt.

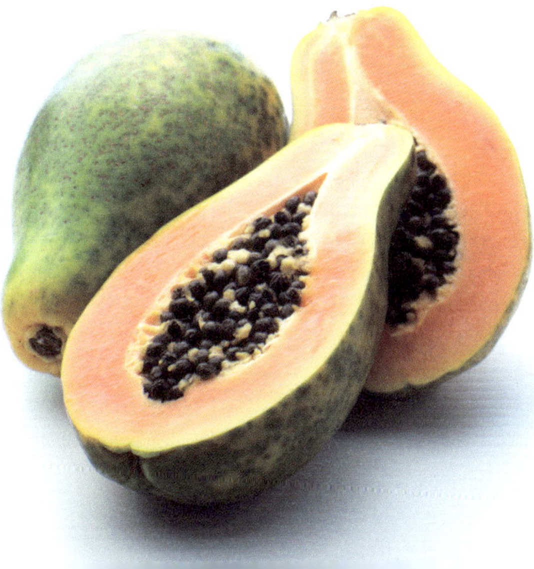

NÄHRSTOFFE Vitamin C, Carotinoide, Folat; Kalium; Papain, Ballaststoffe

GEBACKENE PAPAYA MIT INGWER *Für 2 Personen*

3 Papayas, halbiert, entkernt
55 g ungesalzene Butter
5 Stücke eingelegter Ingwer, gehackt
Saft und abgeriebene Schale von 1 Limette
1 EL Ingwersirup

Den Ofen auf 180 °C vorheizen. Die Papayas in eine gefettete, ofenfeste Form setzen. Butter und Ingwer mit der Hälfte des Limettensafts und der -zeste mischen und über die Papayas geben. Mit dem restlichen Saft beträufeln, dann die restliche Zeste und den Ingwersirup darüber verteilen und im Ofen garen. Nach Belieben mit Joghurt servieren.

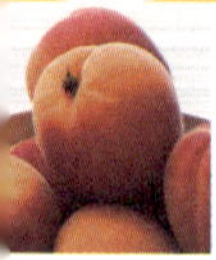

Aprikose

NÄHRSTOFFE Vitamine B2, B3, B5, C; Betacarotin; Calcium, Eisen, Zink; Ballaststoffe

APRIKOSEN-STREUSEL

Für 4 Personen

950 g Aprikosen geschält, halbiert, entsteint
55 g Rohrzucker
100 g Vollkorn-Weizenmehl
25 g Hafer
2 EL brauner Zucker
55 g ungesalzene Butter, in Flocken

Den Ofen auf 190 °C vorheizen. Die Aprikosen grob hacken, in einer feuerfesten Form verteilen und mit dem Zucker bestreuen. Die restlichen Zutaten mischen und mit den Fingerspitzen verreiben, bis sie eine semmelbröselartige Konsistenz haben. Die Streuselmischung über die Aprikosen geben. 40 Minuten goldbraun backen und nach Belieben mit Crème fraîche servieren.

Das süß duftende Steinobst ist voller Nährstoffe und schmeckt ebenso gut frisch wie als Dörrobst.

Aprikosen sind reich an Ballaststoffen und wirken entgiftend, indem sie die Ausscheidung von Toxinen beschleunigen. Sie enthalten viel Betacarotin, eine Vorstufe des krebshemmenden Vitamin A, Vitamin B5, das wichtig für die Bildung von Antikörpern ist, sowie Vitamin C – essenziell für ein funktionierendes Immunsystem. Getrocknete Aprikosen sind ausgezeichnete Lieferanten von blutbildendem Eisen.

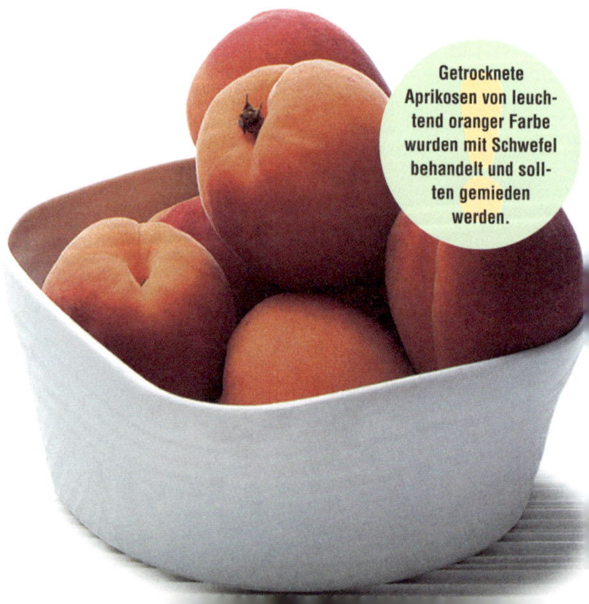

Getrocknete Aprikosen von leuchtend oranger Farbe wurden mit Schwefel behandelt und sollten gemieden werden.

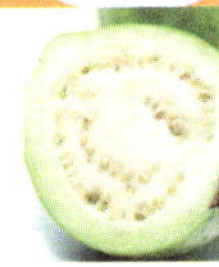

Guave

Die duftende Tropenfrucht ist ungeheuer reich an Vitamin C und an entgiftenden Wirkstoffen.

Die Guave verdankt ihre Farbe dem Betacarotin, das im Körper zu Vitamin A umgewandelt wird. Das antivirale und krebsvorbeugende Vitamin ist ein wirksames Antioxidans, das im Verbund mit Vitamin C freie Radikale bekämpft und die Abwehrkräfte stärkt. Die Guave ist außerdem reich an entgiftenden Ballaststoffen. Autoimmunkrankheiten wie Gelenkarthritis wird durch den Genuss von Guave vorgebeugt.

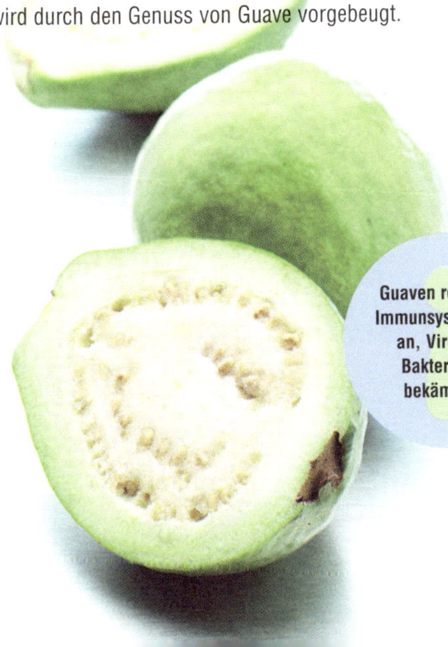

Guaven regen das Immunsystem dazu an, Viren und Bakterien zu bekämpfen.

NÄHRSTOFFE Vitamine B3, C, Betacarotin; Ballaststoffe

GUAVEN-SMOOTHIE

Für 2 Personen

1 Guave, geschält und gewürfelt
1 Orange, geschält und filetiert
2 grüne Äpfel, gewürfelt
1 Limettenscheibe

Alle Zutaten in den Entsafter geben und entsaften. Auf Eiswürfeln und mit einer Limettenscheibe garniert servieren.

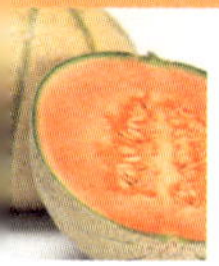

Cantaloupe-Melone

NÄHRSTOFFE Vitamine B3, C, Betacarotin

Diese Sommerfrucht erhielt ihren Namen von dem Örtchen Cantalupo in der Nähe von Rom.

Die Cantaloupe-Melone ist eine der besten Lieferanten von Betacarotin, einer Vorstufe des Antioxidans Vitamin A, das für die Produktion der weißen Blutkörperchen verantwortlich ist. Sie ist außerdem reich an immunsystemstärkendem Vitamin C, das unter anderem Krebs und Herzkrankheiten vorbeugt. Der hohe Wassergehalt der Melone wirkt leicht harntreibend und hilft dem Körper bei der Ausscheidung von Toxinen.

ROTER MELONENSALAT

Für 4 Personen

2 Cantaloupe-Melonen, geschält, entkernt und gewürfelt
1 rosa Grapefruit, filetiert
10 Himbeeren
2,5-cm-Stück frischer Ingwer, gerieben

Das Fruchtfleisch der Melone und der Grapefruit vermischen und 30 Minuten in den Kühlschrank stellen. Auf 4 Portionsschalen verteilen und mit Himbeeren und Ingwer garniert servieren.

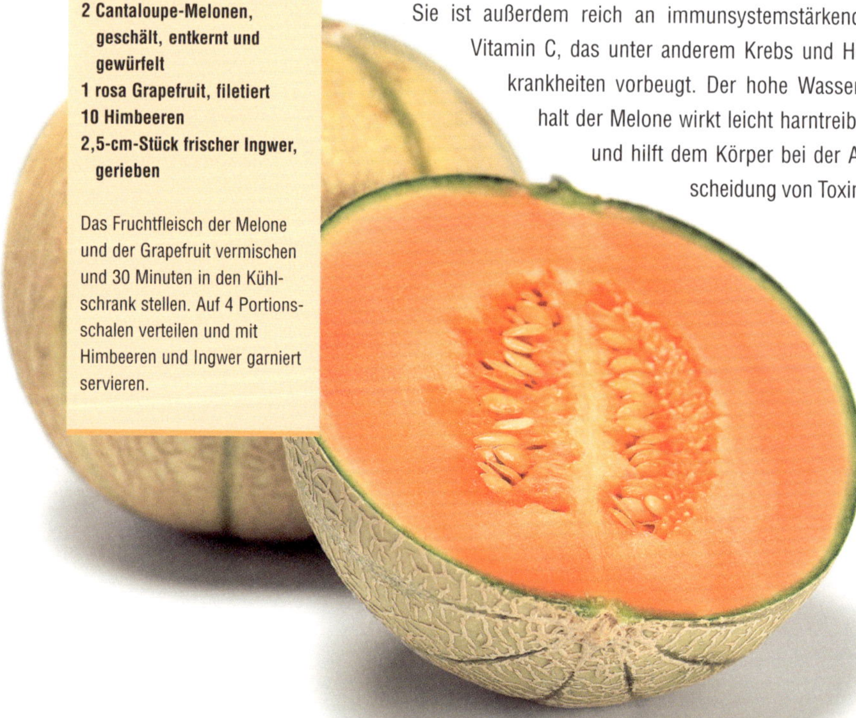

032

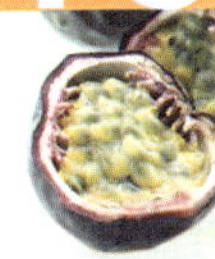

Passionsfrucht

Die intensiv duftende Passionsfrucht mit ihren essbaren Samen ist ein vitaminreicher Fitmacher.

NÄHRSTOFFE Vitamine B2, B3, C, Betacarotin; Eisen, Magnesium, Phosphor, Zink; Ballaststoffe

Passionsfrüchte enthalten viel Vitamin C, ein antiviral wirkendes und antibakterielles Antioxidans. Ferner findet sich ein hoher Anteil an Carotinoiden, die im Körper zu Vitamin A umgewandelt werden und Krebs vorbeugen, während der Vitamin-B-Gehalt Muskeln und Nerven stärkt und für Energie sorgt. Außerdem ist die Passionsfrucht ein guter Lieferant von verdauungs- und herzstärkenden Ballaststoffen.

Passionsfrüchte enthalten Substanzen, die Depressionen und Angstzustände lindern können.

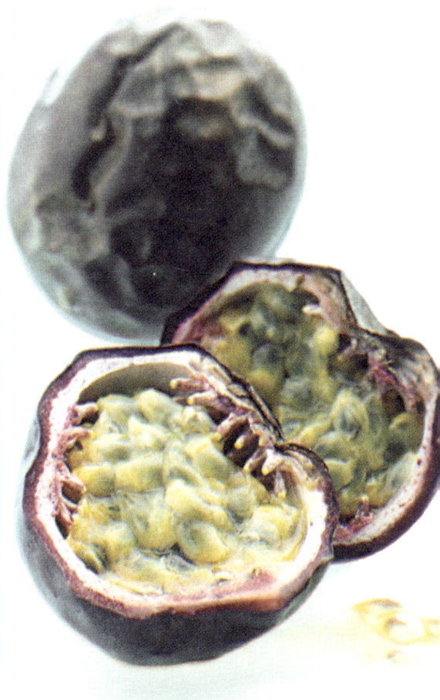

PASSIONSFRUCHT-SORBET *Für 4 Personen*

100 ml Wasser
125 g Rohrzucker
400 ml Passionsfrucht, püriert

Wasser und Zucker langsam erhitzen und den Zucker unter Rühren darin auflösen. Aufkochen lassen, dann bei schwacher Hitze 1 Minute köcheln lassen, vom Herd nehmen und abkühlen lassen. Mit der pürierten Passionsfrucht verrühren, in einen Plastikbehälter geben und einfrieren. Vor dem Servieren gut umrühren oder im Mixer pürieren.

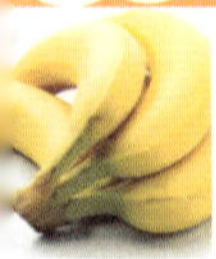

Banane

NÄHRSTOFFE Vitamine B3, B5, B6, C, Biotin; Kalium, Magnesium, Mangan; Ballaststoffe

GEBACKENE BANANE MIT SIRUP *Für 2 Personen*

115 g Rohrzucker
Saft und abgeriebene Schale von 2 Limetten
100 ml Wasser
4 Bananen, grob gehackt

Die Hälfte des Zuckers mit Limettensaft und -zeste in dem Wasser aufkochen. In 10 Minuten zu einem dicken Sirup einkochen lassen. Die Bananen auf ein Backblech legen, mit dem restlichen Zucker bestreuen und goldbraun backen, dabei gelegentlich drehen. Mit dem Sirup beträufelt servieren.

Mit ihrem hohen Kohlehydratgehalt ist die wohl beliebteste Frucht eine regelrechte Energierakete.

Bananen enthalten viele B-Vitamine, die der Körper in Energie umwandelt, darunter Vitamin B5, das die Bildung von Killerzellen fördert, sowie B6, das den Abtransport von Toxinen aus dem Körper beschleunigt. Es finden sich außerdem Vitamin C und Mangan, das mithilfe von Vitamin C in das antiviral wirkende Interferon umgewandelt wird. Bananen sind reich an Ballaststoffen sowie an Kalium, das den Wasserhaushalt des Körpers reguliert und die Nerven stärkt.

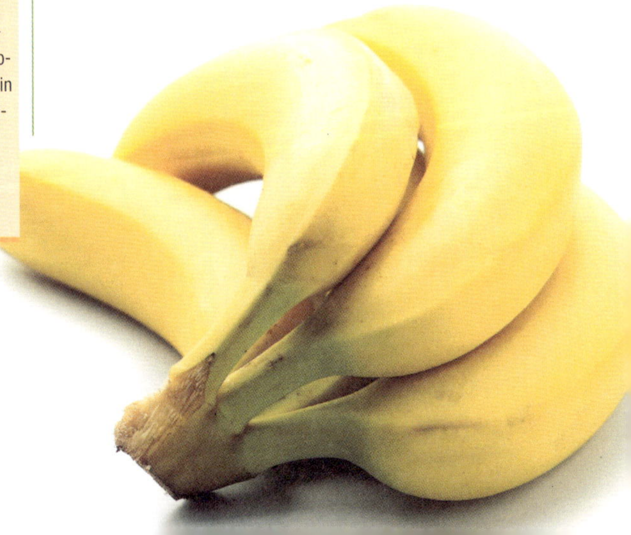

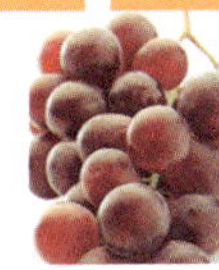

Trauben

NÄHRSTOFFE Vitamine B3, B6, Biotin; Kalium, Selen, Zink; Anthocyan, Ellagsäure

Trauben sind nicht nur wegen ihrer delikaten Süße, sondern auch wegen ihrer entgiftenden Wirkung beliebt.

Weintrauben enthalten das kapillarstärkende Antioxidans Anthocyan und sind daher positiv für Herz und Kreislauf. Antioxidantien vernichten freie Radikale und entgiften Haut, Leber, Nieren und Darm. Weintrauben stabilisieren das Immunsystem, indem sie allergische Reaktionen abmildern. Sie enthalten außerdem die krebshemmende Ellagsäure.

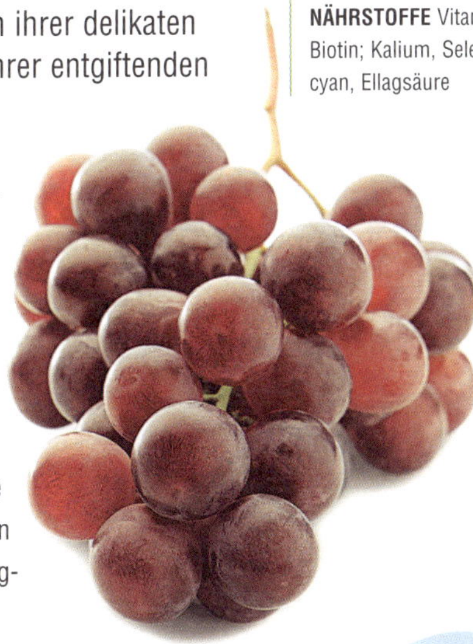

Blaue Trauben enthalten wesentlich mehr Anthocyan als weiße.

TRAUBEN-KRESSE-SAFT *Für 1–2 Personen*

20 kernlose Tafeltrauben
6 Stangen Sellerie
1 Handvoll Brunnenkresse

Alle Zutaten abwechselnd in den Entsafter geben und entsaften. Gut vermischen und sofort servieren.

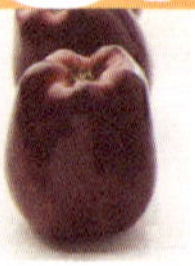

Apfel

NÄHRSTOFFE Vitamin C; Apfelsäure, Flavonoide; Ballaststoffe

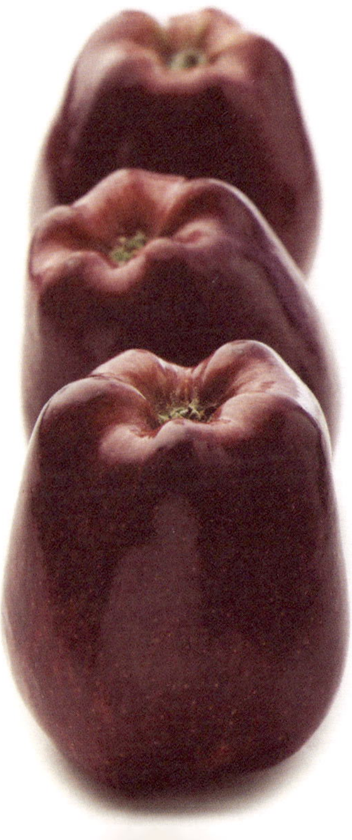

Äpfel sind reich an Ballaststoffen, die die Verdauung fördern und den Körper entgiften.

Äpfel wirken entgiftend durch ihren hohen Gehalt des Ballaststoffs Pektin, der Cholesterin, Toxine und Schwermetalle bindet und so deren Ausscheidung erleichtert. Das entzündungshemmende Flavonoid Quercetin lindert Allergien und entzündliche Erkrankungen wie Arthritis, während Apfelsäure den Energiehaushalt auf Trab bringt. Studien haben ergeben, dass sich Äpfel darüber hinaus positiv auf die Lungenfunktion auswirken.

BRATÄPFEL *Für 2 Personen*

55 g ungesalzene Butter
4 TL Korinthen
4 TL Rohrzucker
4 TL Mandelsplitter
1 TL Zimt
1 TL Muskatnuss
2 Äpfel, geschält und ohne Kerngehäuse
2 EL Quark

Den Ofen auf 180 °C vorheizen. Alle Zutaten außer den Äpfeln mischen, die Äpfel damit füllen und in Alufolie wickeln. 20 Minuten backen und mit dem Quark servieren.

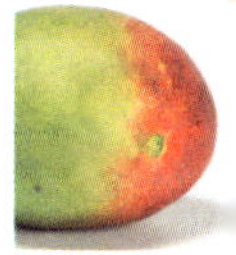

Mango

Für viele Menschen ist sie die delikateste Tropenfrucht überhaupt. Dabei schmeckt sie nicht nur köstlich, sondern ist auch noch sehr gesund.

Mango enthält viel Betacarotin, die Vorstufe des antiviral wirkenden Vitamin A, sowie Vitamin C, das für ein funktionierendes Immunsystem unabdingbar ist. Mangos gehören aber auch zu den beliebtesten Vitamin E-Lieferanten. Vitamin E findet man in anderen Obstsorten eher selten, ist aber ein außerordentlich wichtiges Antioxidans, das freie Radikale bindet und die Produktion von immunsystemstärkenden Antikörpern fördert.

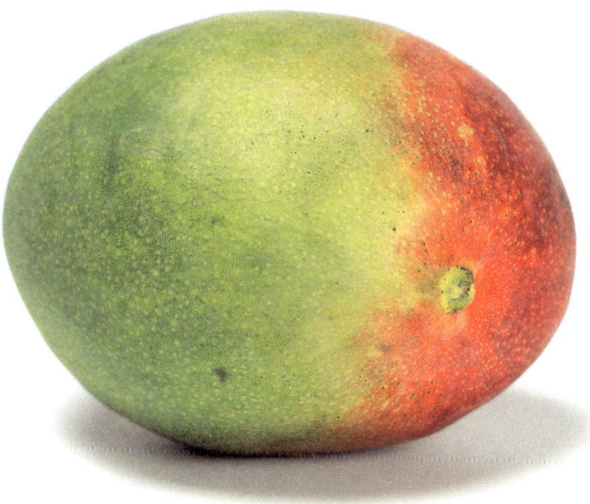

NÄHRSTOFFE Vitamine B3, C, E, Betacarotin; Ballaststoffe

Die Mango eignet sich perfekt für Obstsalat und Desserts, schmeckt aber auch in herzhaften Gerichten.

MANGO-SMOOTHIE

Für 2 Personen

1 Mango, geschält, entsteint und grob gehackt
½ frische Ananas, geschält und gehackt
10 Erdbeeren, geputzt
75 ml Ananassaft
75 ml Bio-Naturjoghurt

Alle Zutaten im Mixer zu einer cremigen Masse pürieren. Sofort servieren.

037

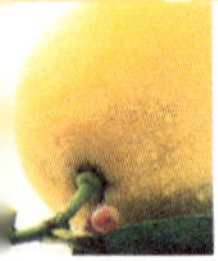

Zitrone

NÄHRSTOFFE Vitamin C, Folat; Kalium; Limonen; Ballaststoffe

Angeschnittene Äpfel oder Bananen werden nicht braun, wenn man sie mit etwas Zitronensaft beträufelt.

Die äußerst gesunde Zitrone ist wohl die vielseitigste und bekannteste aller Zitrusfrüchte.

Wie alle Zitrusfrüchte enthält die Zitrone sehr viel Vitamin C, ein immunsystemstärkendes Antioxidans, das für eine gesunde Haut und kräftiges Zahnfleisch sorgt. Der pflanzliche Wirkstoff Limonen hemmt erwiesenermaßen das Wachstum von Krebszellen. Aufgrund seiner antiseptischen Wirkung wird der Saft traditionell als Gurgelmittel bei Halsschmerzen verwendet. Zitrone schützt außerdem vor Pilzinfektionen.

ZITRONEN-DRESSING

50 ml Zitronensaft
175 ml frischer Tomatensaft
1 Knoblauchzehe, zerdrückt
1 TL Körnersenf
abgeriebene Schale von 1 Zitrone

Alle Zutaten außer der Zeste in ein Glasgefäß mit Schraubdeckel geben, fest verschließen und gut schütteln. In eine Schüssel gießen, die Zeste zugeben und mit einer Gabel verrühren. Als Dressing für Salat verwenden.

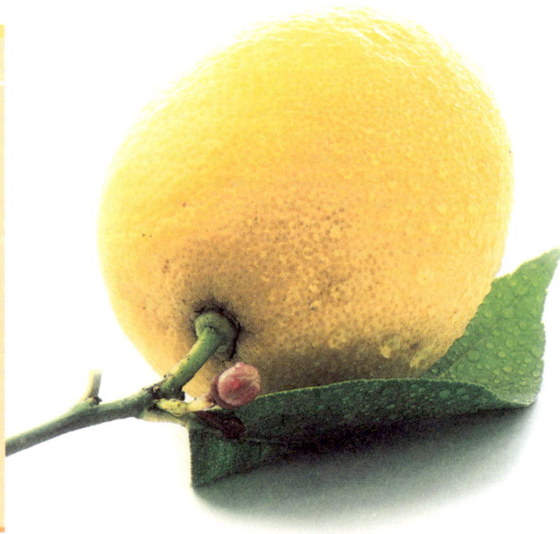

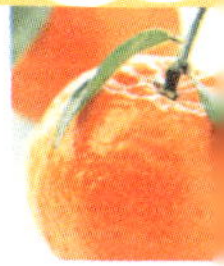

Orange

Die beliebte leuchtend orangefarbene Zitrusfrucht ist einer der besten Vitaminlieferanten.

Orangen enthalten außerordentlich viel Vitamin C, wichtig für die Abwehrkräfte im Kampf gegen Viren, Bakterien und Toxine. Sie enthalten außerdem Beta-Sitosterol, ein pflanzliches Sterol, das erwiesenermaßen die Bildung von Krebstumoren hemmt und den Cholesterinspiegel senkt. Vitamin B5 regt die Immunreaktion an, und Ballaststoffe stärken das Herz-Kreislauf-System sowie die Verdauung.

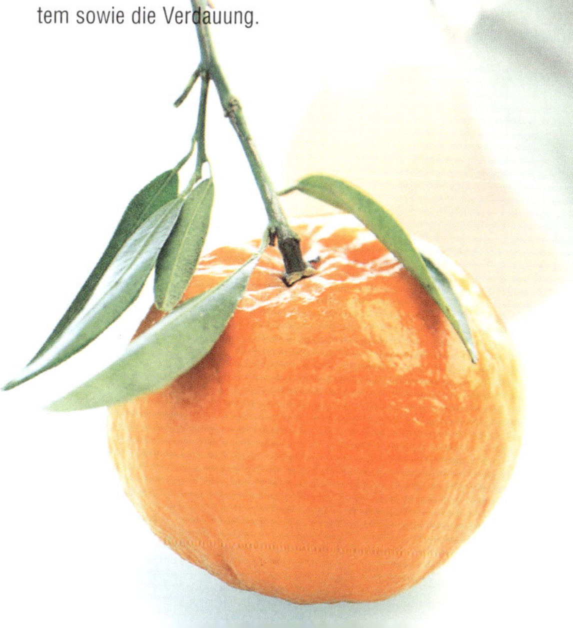

NÄHRSTOFFE Vitamine B3, B5, C, Carotinoide, Folat; Beta-Sitosterol, Kalium; Ballaststoffe

APFELSINEN-PFANNKUCHEN

Für 4 Personen

1 Ei
150 ml fettarme Milch
70 g Weizenmehl
2 Orangen
ungesalzene Butter
1 EL Rohrzucker
4 EL Bio-Joghurt natur

Ei und Milch verquirlen, dann das Mehl und die Orangenzeste darunterheben. Die Orangen schälen, filetieren und mit dem Zucker bei schwacher Hitze 2 Minuten köcheln lassen. Etwas Butter in einer Pfanne erhitzen und je ein Viertel des Pfannkuchenteigs darin auf beiden Seiten goldbraun backen. Mit Orangen und Joghurt servieren.

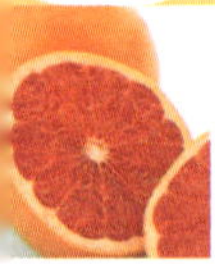

*Grapefruit

NÄHRSTOFFE Vitamin C, Betacarotin, Folat; Kalium; Lycopin; Flavonoide; Ballaststoffe

Die Frucht mit dem feinen Bittergeschmack wirkt entgiftend und immunsystemstärkend.

Die Grapefruit soll von den westindischen Inseln stammen. Sie kam erst im 18. Jahrhundert in die westliche Welt. Es gibt verschiedene Sorten, darunter die säuerlich schmeckende gelbe, die etwas süßere rosa und die dunklere Blut-Grapefruit.

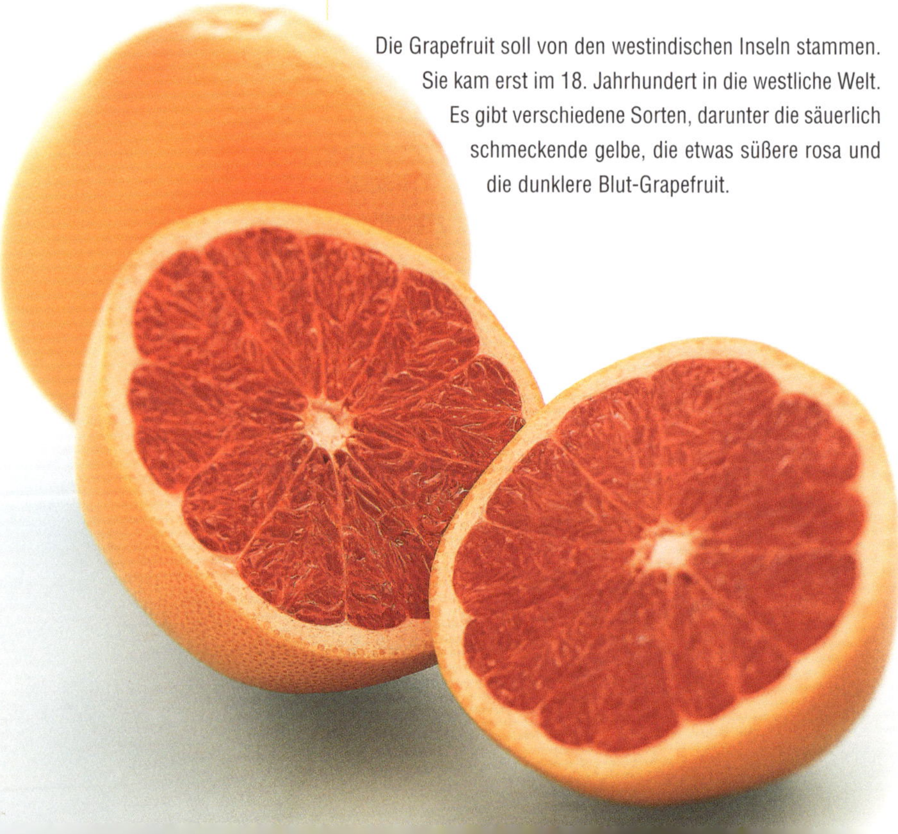

GRAPEFRUIT ALS FITMACHER

Grapefruits helfen wirksam bei der Entgiftung des Körpers. Ihr hoher Vitamin-C-Gehalt regt die Abwehrkräfte und das Zellwachstum an, Rinde und Schale sollen krebshemmende Substanzen enthalten. Das Fruchtfleisch ist reich an Pektin, einem löslichen Ballaststoff, der überschüssiges Cholesterin sowie Toxine und Abfallstoffe bindet und deren Ausscheidung beschleunigt. Grapefruits helfen bei Verstopfung. Die Samen, obwohl nicht essbar, enthalten einen antifungalen, antiparasitären Stoff, der als Präparat eingenommen werden kann.

GRAPEFRUIT ZUBEREITEN

Die süßere rosa Grapefruit ist reicher an Betacarotin und eine gute Alternative, wenn man den bitteren Geschmack der gelben Grapefruit nicht schätzt. Sie wird meist halbiert und ausgelöffelt, schmeckt jedoch auch als Saft in Verbindung mit anderem Obst, zum Beispiel Äpfeln oder Himbeeren, obwohl dadurch Ballaststoffe verlorengehen.

WISSENSWERTES ÜBER GRAPEFRUIT

- Grapefruitsaft verstärkt die Wirkung mancher Medikamente, darunter einiger Schlafmittel. Befragen Sie daher im Zweifel Ihren Arzt.
- Die weiße Haut um die Segmente soll besonders reich an Pektin sein und daher, wenn möglich, mitgegessen werden.
- Der Geruch der Grapefruit wirkt appetithemmend und hebt die Stimmung – träufeln Sie ein paar Tropfen Grapefruitöl auf ein Taschentuch und atmen Sie das Aroma ein.

GEFÜLLTE GRAPEFRUIT *Für 4 Personen*

2 Grapefruits, halbiert, Fruchtfleisch ausgelöst und gehackt
1 Avocado, geschält, entsteint und gewürfelt
2,5-cm-Stück frischer Ingwer, gehackt
1 Birne, geschält und gewürfelt
1 grüne Paprika, entkernt und gehackt
2 schwarze Oliven, entsteint und halbiert
2 EL frische Zitronenmelisse, fein gehackt

Grapefruitfleisch, Avocado, Ingwer, Birne und grüne Paprika mischen und in die leeren Grapefruithälften verteilen. Mit Oliven und Zitronenmelisse garniert servieren.

040

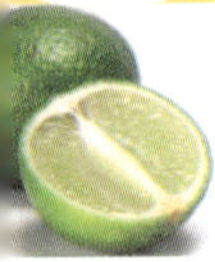

Limette

NÄHRSTOFFE Vitamin C, Folat; Calcium, Kalium; Ballaststoffe

ERFRISCHENDER ZITRUSSAFT *Für 1–2 Personen*

2 Orangen
1 Grapefruit
1 Zitrone
1 Limette

Das Obst schälen, hacken, in den Entsafter geben und entsaften. Sofort trinken.

Wie alle Zitrusfrüchte reich an Vitamin C unterstützen Limetten wirkungsvoll das Immunsystem.

Als Zitrusfrucht enthält die Limette immunsystemstärkendes Vitamin C. Es wirkt antiviral und regt die Bildung von Phagozyten an, weißen Blutkörperchen, die das Blut von Toxinen, Viren und Bakterien befreien. Limetten enthalten außerdem Folat, das für die DNA-Bildung benötigt wird und die Funktion der Fortpflanzungsorgane unterstützt, sowie Ballaststoffe, die den Cholesterinspiegel regulieren und vor Herzkrankheiten schützen.

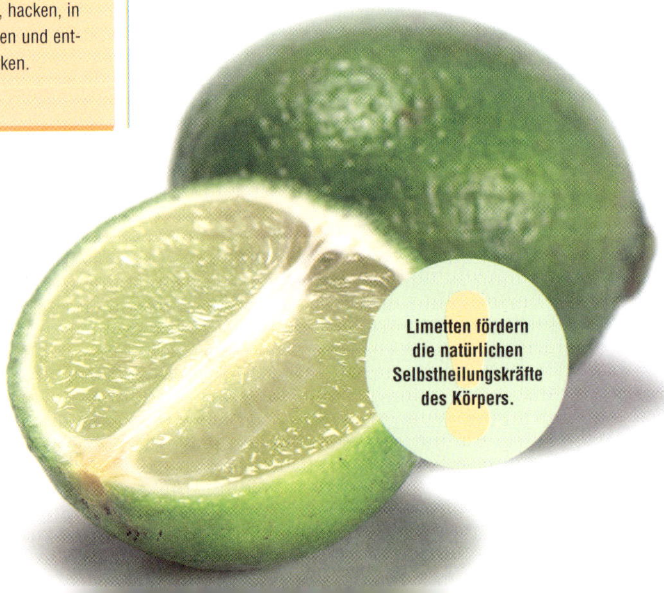

Limetten fördern die natürlichen Selbstheilungskräfte des Körpers.

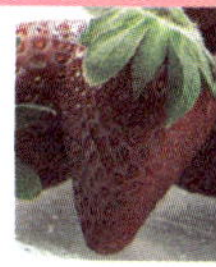

Erdbeeren

Das Sommerobst wurden schon im alten Rom wegen seiner bekömmlichen Merkmale geschätzt.

Eine Portion Erdbeeren enthält die doppelte Menge der empfohlenen Tagesration eines Erwachsenen an immunsystemstärkendem Vitamin C. Erdbeeren enthalten außerdem Ballaststoffe, die Verdauung und das Herz-Kreislauf-System stärken, sowie Ellagsäure, einen pflanzlichen Wirkstoff, der krebshemmend wirkt und vor der schädlichen Wirkung von Nikotin und Umweltgiften schützt. Der Vitamin-B-Gehalt der Erdbeere stärkt das Nervensystem, schützt vor stressbedingten Leiden und unterstützt das Immunsystem.

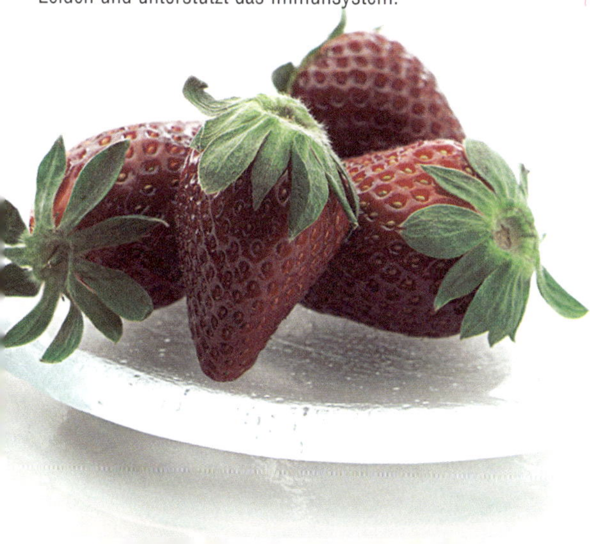

NÄHRSTOFFE Vitamine B3, B5, C; Flavonoide; Ellagsäure; Ballaststoffe

Erdbeeren unterstützen die Produktion von Kollagen und erhalten dadurch die Elastizität der Haut.

ERDBEER-SMOOTHIE

Für 2 Personen

150 g frische Erdbeeren, geputzt
1 Banane, geschält und gehackt
1 Becher Bio-Joghurt
150 ml Sojamilch, ungesüßt
frische Minze, zum Garnieren

Alle Zutaten im Mixer pürieren und in Longdrink-Gläser füllen. Mit frischer Minze garniert servieren.

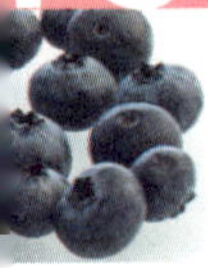

Heidelbeeren

NÄHRSTOFFE Vitamine B2, C, E, Betacarotin, Folat; Anthocyan, Ellagsäure, Tannin; Ballaststoffe

Die Kulturformen der gesunden dunkelblauen Beeren stammen aus Nordamerika.

Heidelbeeren werden von den nordamerikanischen Indianern schon seit Jahrhunderten wegen ihrer medizinischen Eigenschaften geschätzt. Wildformen der Heidelbeere kommen auf der gesamten nördlichen Halbkugel vor. Die Beeren ähneln im Geschmack der schwarzen Johannisbeere, haben aber nicht deren Säure. Sie werden öfter gekocht oder mit Zucker gemischt, am gesündesten aber sind sie ungesüßt und roh.

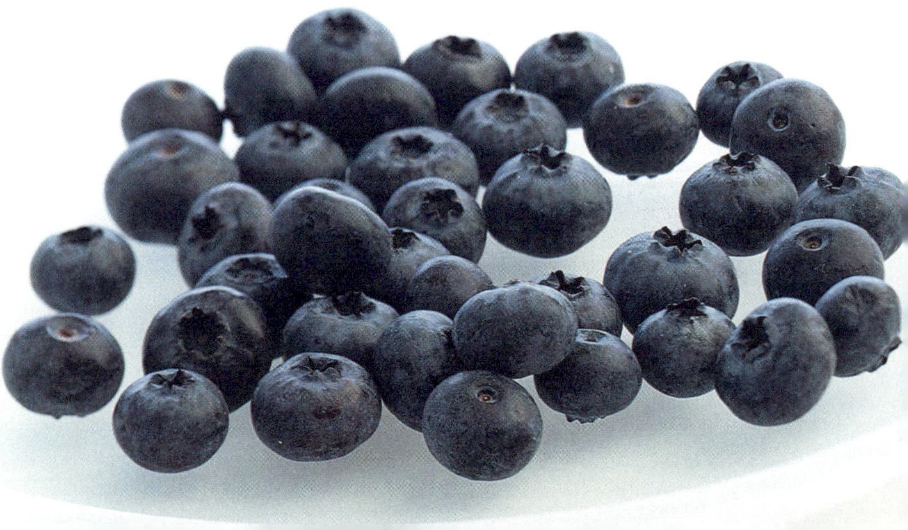

HEIDELBEEREN ALS FITMACHER

Untersuchungen haben gezeigt, dass Heidelbeeren zu den besten Lieferanten von Antioxidantien zählen, da sie davon etwa fünfmal mehr als die entsprechende Menge an Brokkoli, Äpfeln oder Karotten enthalten. Ein Antioxidans, die Ellagsäure, soll sogar krebsvorbeugend wirken. Anthocyan stärkt die Blutgefäße und verbessert dadurch die Durchblutung und den Transport der Nährstoffe im Körper. Dies ist wohl der Grund dafür, dass Heidelbeeren die Sehkraft stärken und gegen Demenz, Herzkrankheiten und Schlaganfälle schützen können. Sie wirken darüber hinaus entzündungshemmend und ihr hoher Gehalt an Tannin bekämpft schädliche Bakterien in den Harnwegen.

HEIDELBEEREN ZUBEREITEN

Essen Sie drei bis vier Portionen Heidelbeeren pro Woche für einen vollen Immunschutz, zum Beispiel roh als Zwischenmahlzeit, mit Joghurt und Nüssen zum Frühstück oder zusammen mit anderen Beeren als Dessert.

HEIDELBEER-SMOOTHIE *Für 2–3 Personen*

250 g Heidelbeeren
125 g Himbeeren oder andere Sommerbeeren
125 ml Bio-Joghurt

Die Zutaten im Mixer pürieren und sofort servieren. Geben Sie einfach ein paar Eiswürfel dazu, wenn es draußen heiß ist!

WISSENSWERTES ÜBER HEIDELBEEREN

- Nordamerikanische Indianer lehrten die europäischen Siedler, Heidelbeeren als krampflösendes Mittel bei der Geburt zu verabreichen. Heidelbeeren wurden auch als Hustensaft und als blutreinigender Tee verwendet.
- Beim Genuss von Heidelbeeren färbt sich durch das wasserlösliche Anthocyan die Zunge vorübergehend blau.
- Gekochte oder getrocknete Heidelbeeren verlieren einen Teil ihres Vitamin-C-Gehalts, die Flavonoide bleiben jedoch erhalten.

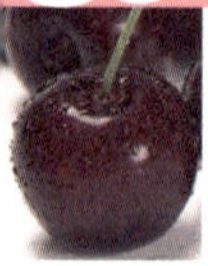

Kirschen

NÄHRSTOFFE Vitamin C; Kalium; Anthocyan, Ellagsäure

Kirschen wirken stark entgiftend und sind sehr effektiv bei der Krebsprophylaxe.

Wie auch andere Beeren enthalten Kirschen Ellagsäure, die ein Enzym hemmt, das das Wachstum von Krebszellen begünstigt. Sie enthalten außerdem die immunsystemstärkenden, antiviralen und antibakteriellen Antioxidantien Anthocyan und Vitamin C, beides Wirkstoffe, die den Körper gegen Angriffe von Viren und Bakterien schützen. Darüber hinaus wirken Kirschen entzündungshemmend bei Gicht und Gelenkarthritis.

Ein Aufguss aus Kirschstielen ist ein traditionelles Heilmittel gegen Blasenentzündung.

SCHOKO-KIRSCHEN

Für 2–4 Personen

200 g Kirschen mit Stielen
100 g Schokolade

Die Schokolade im Wasserbad schmelzen, die Kirschen hineintauchen und zum Abkühlen auf ein Stück Backpapier legen.

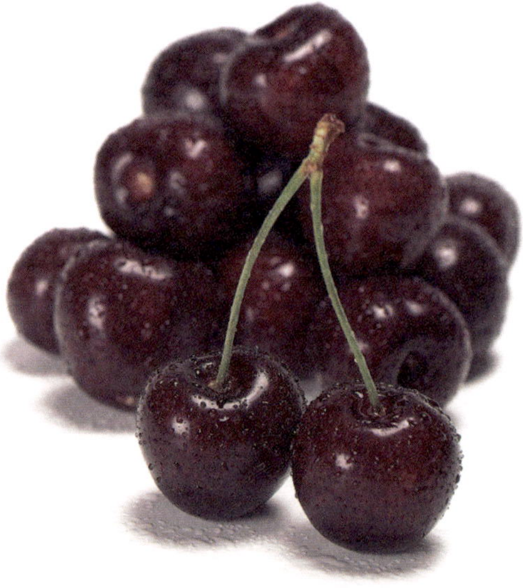

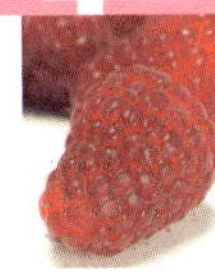

Himbeeren

Die leckeren Himbeeren helfen bei der Bekämpfung von Infektionen, Krebs und Herzkrankheiten.

Himbeeren enthalten sehr viele Ballaststoffe, die den Cholesterinspiegel senken, die Verdauung ankurbeln und dabei helfen, den Körper zu entgiften. Ihr hoher Anteil an immunsystemstärkendem Vitamin C und Mangan sowie das Antioxidans Anthocyan, das in allen Beeren zu finden ist, wehrt Eindringlinge in das körpereigene Immunsystem ab. Himbeeren wirken vorbeugend gegen Krebs, besonders gegen Mund-, Speiseröhren- und Darmkrebs.

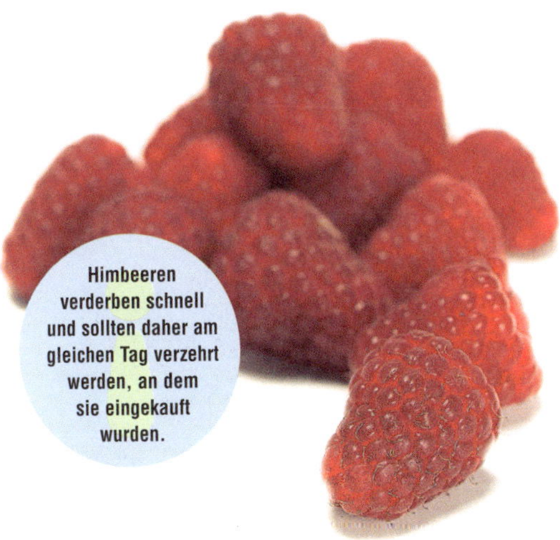

Himbeeren verderben schnell und sollten daher am gleichen Tag verzehrt werden, an dem sie eingekauft wurden.

NÄHRSTOFFE Vitamine B3, C, Biotin, Folat; Eisen, Mangan; Anthocyan; Ballaststoffe

HIMBEERCREME-BRULÉE

Für 4 Personen

400 g Himbeeren
300 g Bio-Joghurt
1 TL Vanille-Essenz
6 TL Rohrzucker

Die Himbeeren auf 4 Ramekin-Förmchen verteilen. Joghurt und Vanille-Essenz verrühren und über die Himbeeren geben, mit dem Zucker bestreuen und unter einem sehr heißen Grill 2 Minuten karamellisieren lassen. Abgekühlt servieren.

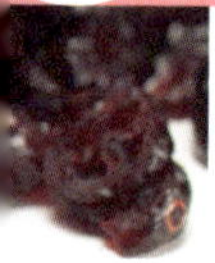

Cranberrys

NÄHRSTOFFE Vitamin C; Eisen; Tannin

Die mit den Heidelbeeren verwandten Cranberrys sind reich an immunsystemstärkendem Vitamin C.

Sie wirken antibakteriell und sind vor allem wegen ihrer Fähigkeit, vor Blasenentzündungen zu schützen, bekannt. Man nimmt an, dass ihr hoher Tanningehalt das Festsetzen von Bakterien in den Harnwegen verhindert. Cranberrys sind reich an Vitamin C und schützen daher auch vor Grippe und Erkältungen. Sie sind meist getrocknet, als Saft oder als Präparat erhältlich. Trinken Sie ein Glas Cranberrysaft pro Tag oder nehmen Sie täglich 800 mg des Präparats.

CRANBERRY-COCKTAIL

Für 2 Personen

200 g Cranberrys
Saft von 2 Orangen
Saft von 1 Grapefruit
2 mittelgroße Bananen
Eiswürfel

Alle Zutaten im Mixer pürieren und mit der Eiscreme auf Longdrink-Gläser verteilen, sofort servieren.

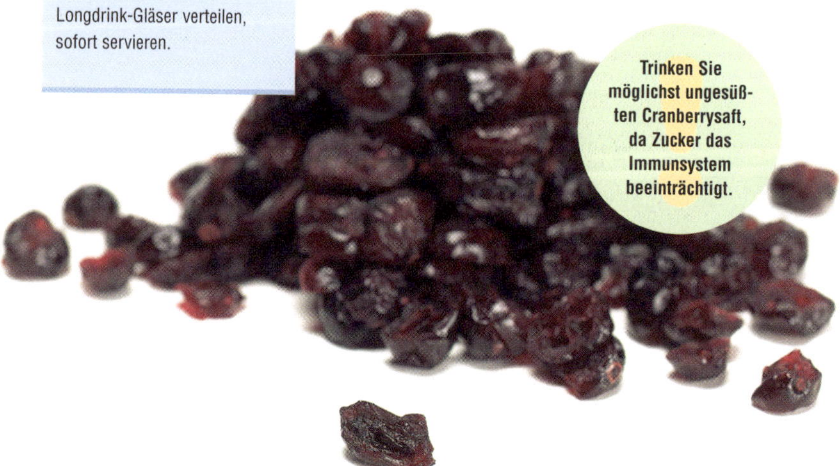

Trinken Sie möglichst ungesüßten Cranberrysaft, da Zucker das Immunsystem beeinträchtigt.

046

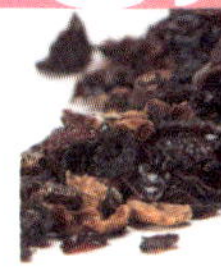

Hagebutten

Die leuchtend roten Früchte enthalten viel Vitamin C und helfen dadurch, Grippe und Erkältungen vorzubeugen.

Hagebutten sind die Früchte verschiedener Rosenarten, die sich nach der Blüte bilden. Sie enthalten pro Gramm 20-mal mehr Vitamin C als Orangen und sind daher ein wirksames Präventivmittel gegen Infektionskrankheiten wie Grippe und Erkältung. Sie unterstützen die Funktion der weißen Blutkörperchen und nützlicher, entgiftender Bakterien. Hagebutten enthalten außerdem Pektin, einen Ballaststoff, der Cholesterine und Körpergifte bindet.

Im Zweiten Weltkrieg gab man Kindern Hagebuttensirup, um sie vor Vitamin-C-Mangel zu schützen.

NÄHRSTOFFE Vitamin C, Carotinoide; Ballaststoffe

HAGEBUTTEN-SIRUP

Ergibt 1 Flasche

125 g Hagebutten
500 ml Wasser
125 g Rohrzucker

Die Hagebutten mit dem Wasser aufkochen, dann abkühlen lassen. Mehrere Male durch ein mit Gaze ausgelegtes Sieb gießen, um Samen und Haut zu entfernen. Die so gewonnene Flüssigkeit wieder aufkochen, den Zucker zugeben und auf etwa zwei Drittel reduzieren. Abkühlen lassen und in sterile Fläschchen füllen.

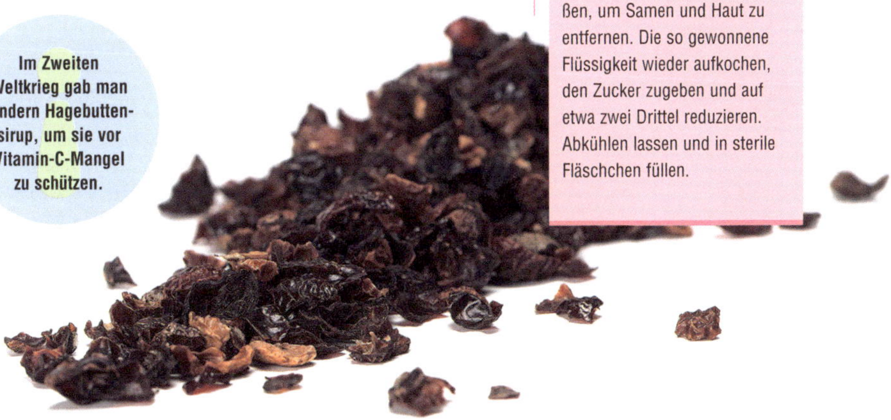

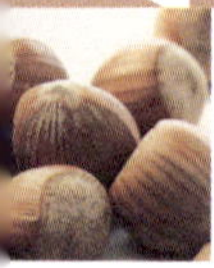

Haselnüsse

NÄHRSTOFFE Vitamine B1, B3, B6, E, Folat; Calcium, Eisen, Kalium, Magnesium, Mangan; Omega-9-Fettsäuren; Protein

Vorsicht: Haselnüsse enthalten eine Aminosäure, die Herpesbläschen hervorrufen kann.

Die schmackhaften Haselnüsse sind nahrhaft und enthalten viele mehrfach ungesättigte Fettsäuren.

Vor allem die Omega-9-Fettsäuren sind es, die Haselnüsse so gesund machen. Sie enthalten außerdem das Antioxidans Vitamin E, das den Körper vor Toxinen und Umweltgiften schützt, sowie Vitamin B6, das in Cystein, eine für das Immunsystem wichtige Aminosäure, umgewandelt wird. Haselnüsse sind reich an Mineralstoffen, darunter Eisen und Calcium. Nicht zuletzt gelten sie als eine gesunde Proteinquelle.

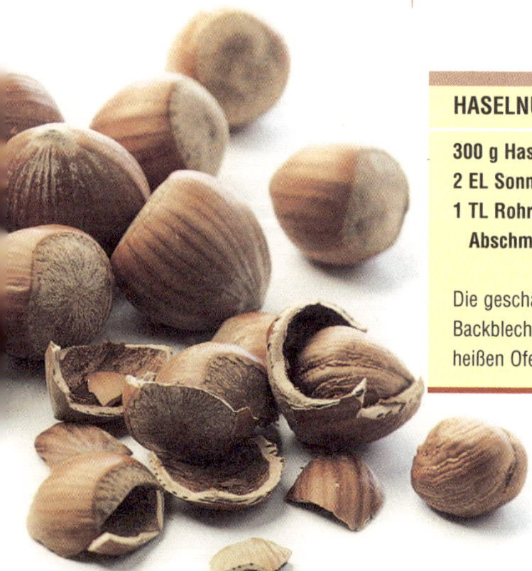

HASELNUSS-BUTTER *Ergibt 1 kleine Schüssel*

300 g Haselnüsse
2 EL Sonnenblumenöl
1 TL Rohrzucker, zum Abschmecken

Die geschälten Nüsse auf ein Backblech verteilen und im heißen Ofen 20 Minuten rösten, bis die Haut aufspringt. Die Nüsse noch heiß mit einem rauen Tuch abreiben. Mit 1 Esslöffel des Öls in der Küchenmaschine pürieren, dann bei laufendem Mixer das restliche Öl und den Zucker zugeben und alles zu einer glatten Paste verarbeiten.

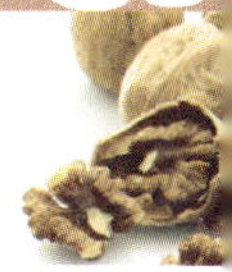

Walnüsse

Ihr hoher Energiegehalt macht sie so gesund.

Walnüsse enthalten Glutathion, ein wichtiges Antioxidans, das die Bildung von Lymphozyten, einer Art Immunzellen, fördert. Sie sind reich an der cholesterinsenkenden und herzstärkenden Alpha-Linolensäure (einer Omega-3-Fettsäure) sowie an B-Vitaminen, die Energie bringen und die Hirnfunktion anregen. Der hohe Vitamin-E-Gehalt sorgt für gesunde Haut.

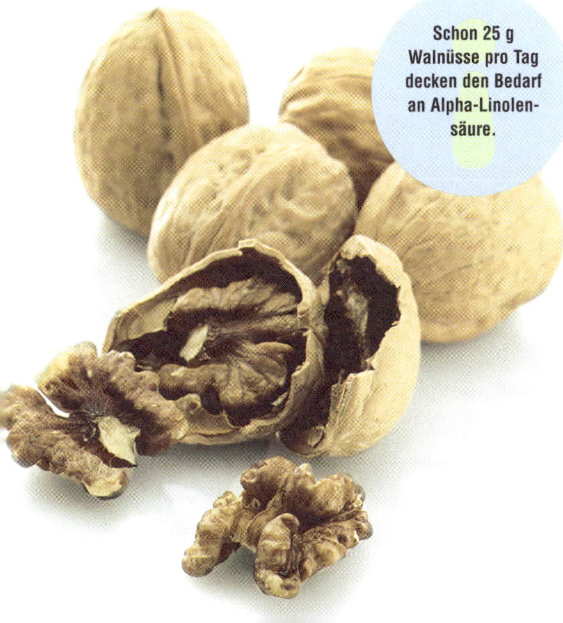

Schon 25 g Walnüsse pro Tag decken den Bedarf an Alpha-Linolen-säure.

NÄHRSTOFFE Vitamine B1, B2, B3, B5, B6, E, Folat; Calcium, Eisen, Selen, Zink; Glutathion; Omega-3-, Omega-6- und Omega-9-Fettsäuren

PASTASALAT MIT WALNÜSSEN *Für 4 Personen*

4 EL Walnüsse, gehackt
350 g Vollkorn-Spiralnudeln, gekocht
3 große Tomaten, geviertelt
1 Handvoll Rukola
2 EL frisches Basilikum
1 Knoblauchzehe, zerdrückt
4 EL Walnussöl
2 EL Balsamico-Essig

Knoblauch, Öl und Essig zu einer Vinaigrette rühren. Die restlichen Zutaten mischen und in der Vinaigrette schwenken. Sofort servieren.

049

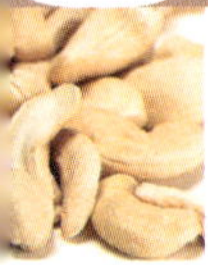

Cashewkerne

NÄHRSTOFFE Vitamine B2, B3, B5, B6, Biotin, Folat; Eisen, Jod, Kalium, Magnesium, Mangan, Selen, Zink; Protein

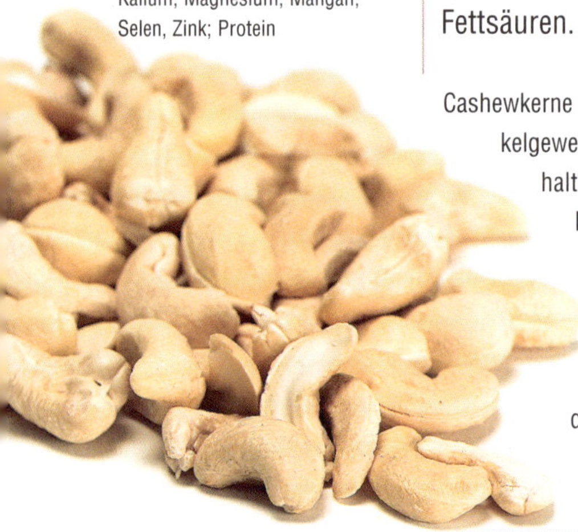

Die Samen des brasilianischen Kaschubaumes enthalten cholesterinsenkende essenzielle Fettsäuren.

Cashewkerne sind reich an B-Vitaminen, die Nerven- und Muskelgewebe sowie die Stresstoleranz stärken. Sie enthalten darüber hinaus immunsystemstärkende Mineralstoffe, darunter das Antioxidans Selen – wichtig für die Bildung von Antikörpern – sowie das antiviral und krebsvorbeugend wirkende Zink. Außerdem enthalten Cashewkerne einfach ungesättigte Fettsäuren, die den Cholesterinspiegel senken.

Cashewkerne sind eine gesunde Proteinquelle und daher ein idealer Imbiss für zwischendurch.

SOMMERBEEREN MIT CASHEWCREME *Für 4 Personen*

150 g Cashewkerne, geschält
100 ml Wasser
1 TL Muskatnuss
2 EL flüssiger Honig
200 g Himbeeren
200 g Erdbeeren, geputzt und halbiert

Die Nüsse mit dem Wasser im Mixer pürieren, Muskatnuss und Honig zugeben und zu einer glatten Paste verarbeiten. Die Himbeeren auf 4 Dessertschalen verteilen, mit der Cashewcreme übergießen und sofort servieren.

050

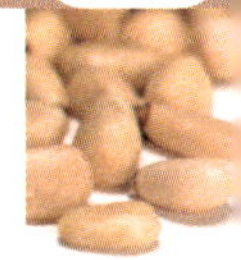

Pinienkerne

Die leicht harzig schmeckenden Samen der mediterranen Pinie sind reich an Mineralstoffen.

Pinienkerne enthalten das immunsystemstärkende Antioxidans Zink sowie mehrfach ungesättigte Fettsäuren, die den Cholesterinspiegel senken und das Herz stärken. Sie sind reich an Vitamin E, das vor Umweltgiften und körpereigenen Toxinen schützt und dem Immunsystem bei der Bekämpfung von Krankheiten hilft. Pinienkerne sind außerdem eine gute Quelle an Magnesium, das allergische Reaktionen mildert.

Die proteinhaltigen Pinienkerne schmecken lecker in Salaten und Pfannengerichten.

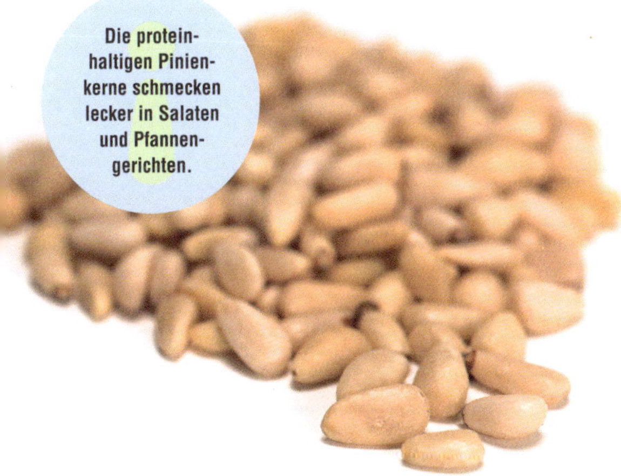

NÄHRSTOFFE Vitamine B1, B2, B3, E; Eisen, Magnesium, Mangan, Zink; Protein

BRUSCHETTA MIT ROTER PAPRIKA *Für 4 Personen*

4 rote Paprika, entkernt und grob gehackt
1 Knoblauchzehe, zerdrückt
1 EL Balsamico-Essig
5 EL Olivenöl
1 Vollkornbrot, in Scheiben
200 g Ziegenkäse
55 g Pinienkerne, geröstet

Die Paprika weich grillen, dann mit Knoblauch, Essig und 4 EL des Öls mischen. Das Brot mit dem restlichen Öl beträufeln und im heißen Ofen von beiden Seiten goldbraun rösten. Die Brotscheiben mit Ziegenkäse und Paprika belegen und mit den Pinienkernen bestreuen.

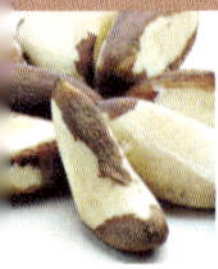

*Paranüsse

NÄHRSTOFFE Vitamine B1, E, Biotin; Calcium, Eisen, Magnesium, Selen, Zink; Omega-6-Fettsäuren; Glutathion, Ballaststoffe, Protein

Paranüsse oder Amazonasmandeln gehören zu den nahrhaftesten Nüssen überhaupt.

Die Paranuss wächst wild im Regenwald des Amazonasgebiets und ist den dortigen Ureinwohnern heilig. Sie ist der Same einer Frucht, die im Aussehen an eine Kokosnuss erinnert. Jede Frucht enthält bis zu 24 Samen. Nachdem die reife Frucht zu Boden gefallen ist, werden die Nüsse eingesammelt, in der Sonne getrocknet und gewaschen, bevor sie verschifft werden.

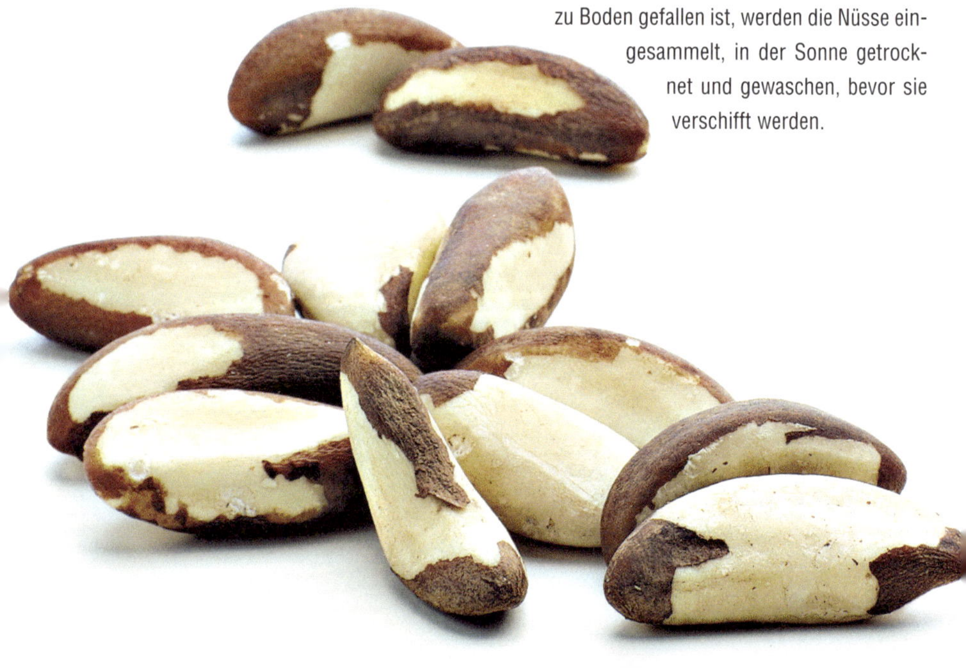

PARANÜSSE ALS FITMACHER

Die Paranuss ist eine der besten Quellen des Antioxidans Selen, das die Antikörperproduktion des Immunsystems stärkt und dadurch Krebs, Herzkrankheiten und vorzeitigem Altern vorbeugt. Selen spielt eine wichtige Rolle bei der Bildung von Glutathion, eines Enzyms, das freie Radikale bekämpft und die Bildung von Krebsgeschwüren unterdrückt. Paranüsse enthalten viel Vitamin E, das im Verbund mit Selen das Immunsystem unterstützt. Sie enthalten außerdem weitere wichtige Mineralstoffe, darunter Magnesium und Eisen, und sind reich an Omega-6-Fettsäuren, die vor Infektionen schützen, das Verdauungsystem stärken und für gesunde Haut sorgen.

PARANÜSSE ZUBEREITEN

Eine Handvoll der proteinhaltigen Paranüsse ist ein nahrhafter Imbiss für zwischendurch. Paranüsse können zu Nussmilch oder Butter verarbeitet werden und geben Gemüsepfannen und Salaten den gewissen Pfiff.

WISSENSWERTES ÜBER PARANÜSSE

- Paranüsse sind eine wichtige Einnahmequelle für die Menschen des Amazonasgebiets. Sie werden von dort aus zumeist in die USA und nach Europa exportiert.
- Paranüsse sind auch als Amazonasmandeln oder Amazonaskastanien bekannt.
- Die faserigen, holzigen Fruchtschalen werden nach der Ernte als Tierfallen verwendet.
- Paranüsse haben einen hohen Fettgehalt und werden deshalb schnell ranzig, sollten also nicht allzu lange aufbewahrt werden. Wie alle Nüsse und Samen sollte man sie im Kühlschrank aufbewahren.

GRÜNE-BOHNEN-PFANNE MIT PARANÜSSEN *Für 4 Personen*

2 EL Sesamöl
1 Zwiebel, gehackt
1 EL frischer Ingwer, gerieben
2 Knoblauchzehen, zerdrückt
200 g Spargel
200 g grüne Bohnen
100 g Paranüsse, grob gehackt
2 EL Sojasauce

Das Sesamöl auf hohe Temperatur erhitzen und Zwiebel, Ingwer und Knoblauch darin 2 Minuten andünsten. Spargel, grüne Bohnen und Paranüsse zugeben und 5 Minuten unter Rühren garen, dann die Sojasauce zugeben und die Temperatur herunterschalten. Das Gemüse langsam garen (etwa 8–10 Minuten). Mit Vollkornreis servieren.

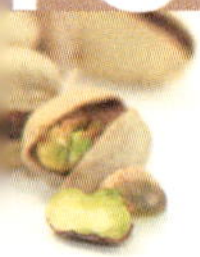

Pistazien

Die hellgrünen Nüsse sind eine gesunde und beliebte Knabberei für zwischendurch.

NÄHRSTOFFE Vitamine B1, B3, E; Calcium, Kalium, Magnesium, Mangan; Omega-9-Fettsäuren; Protein

Pistazien enthalten den antiviralen Mineralstoff Calcium, der die Aktivität der Phagozyten steuert, sowie Magnesium, das bei der Absorption von Calcium hilft und allergische Reaktionen lindert. Pistazien sind außerdem reich an einfach ungesättigten Fettsäuren sowie Vitamin E, die beim Abtransport von Toxinen aus dem Körper mitwirken. Sie sind zudem eine gute Quelle an muskulatur- und nervenstärkenden B-Vitaminen.

PISTAZIEN-SALAT

Für 4 Personen

1 Knoblauchzehe, zerdrückt
1 TL Dijonsenf
1 EL Balsamico-Essig
Saft von 1 Orange
100 g Brunnenkresse
100 g Rukola
1 grüner Apfel, gewürfelt
8 EL Pistazien, geschält

Knoblauch, Senf, Balsamico-Essig und Orange zu einem Dressing rühren. Brunnenkresse und Rukola auf Teller verteilen, Apfel und Pistazien auf den Salat geben und mit dem Dressing beträufeln.

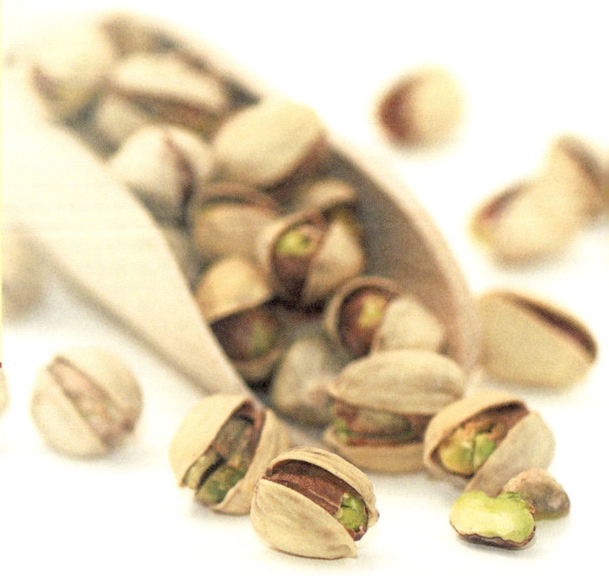

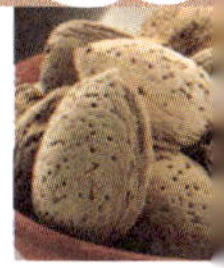

Mandeln

Die hartschaligen Nüsse enthalten wertvolle Öle und Mineralstoffe.

Mandeln sind einer der besten Lieferanten des krebsvorbeugenden Antioxidans Vitamin E – sie enthalten 24 mg je 100 g – sowie des antiviral wirkenden Mineralstoffs Calcium. Sie enthalten außerdem Amygdalin, auch als Vitamin B17 bekannt, das ebenfalls krebshemmend wirken soll, sowie das immunsystemstärkende Zink, das bei der Wundheilung eine Rolle spielt. Mandeln sind reich an einfach ungesättigten Fettsäuren und senken den Cholesterinspiegel.

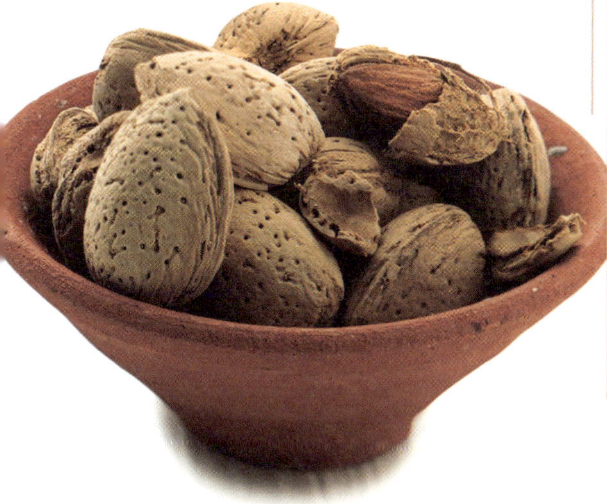

NÄHRSTOFFE Vitamine B2, B5, B17, E, Biotin; Calcium, Eisen, Kalium, Magnesium, Phosphor, Zink; Omega-9-Fettsäuren

Mandeln enthalten Vitamin E und Zink und sind daher sehr gut für die Haut.

BANANE-MANDELN-SMOOTHIE *Für 2 Personen*

150 g blanchierte Mandeln
2 kleine Bananen
500 ml Wasser
1 Prise Zimt
2 TL Vanille-Essenz
2 TL Honig

Mandeln, Bananen und Wasser in der Küchenmaschine pürieren, bei laufendem Mixer Vanille-Essenz, Honig und Zimt zufügen und sofort servieren.

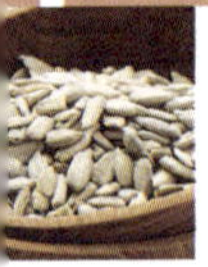

NÄHRSTOFFE Vitamine E, B1, B2, B3; Calcium, Eisen, Kupfer, Magnesium, Mangan, Selen, Zink; Omega-6-Fettsäuren; Protein

MÜSLI *Für 4 Personen*

- 125 g Haferflocken
- 2 EL getrocknete Datteln, gehackt
- 2 EL getrocknete Aprikosen, gehackt
- 1 EL Pekannüsse, gehackt
- 1 EL Mandelflocken
- 1 EL Sonnenblumenkerne
- 1 EL Leinsamen
- 1 EL Weizenkeime
- 1 EL Bran-Flocken
- 2 Äpfel, geschält, gewürfelt
- Sojamilch, ungesüßt

Alle Zutaten vermischen und mit der Sojamilch übergießen.

Sonnenblumenkerne und Sonnenblumenöl

Das Beste aus der Blume der Sonne.

Die Kerne enthalten immunsystemstärkende Mineralstoffe, darunter Magnesium, das Allergien lindert, sowie Zink, das antiviral wirkt. Sie sind außerdem reich an Vitamin E, das vor Toxinen schützt und für gesunde Haut und Gewebe sorgt. Nervenstärkende B-Vitamine helfen dem Körper, Stress zu bewältigen. Sonnenblumenöl besteht aus mehrfach ungesättigten Fettsäuren und sollte daher nur kalt gepresst verwendet und niemals erhitzt werden.

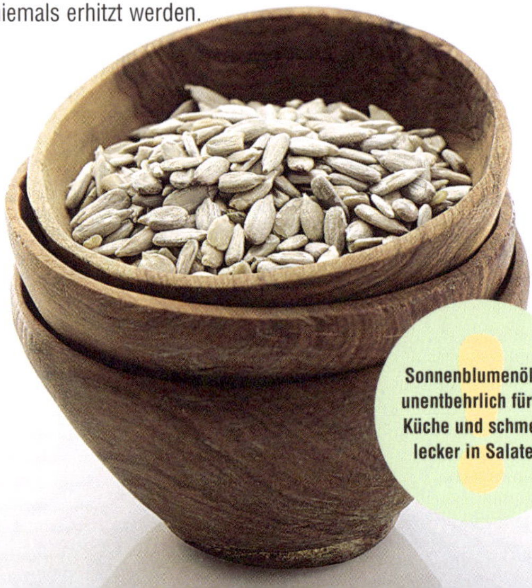

Sonnenblumenöl ist unentbehrlich für die Küche und schmeckt lecker in Salaten.

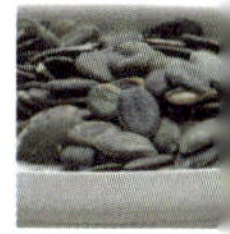

Kürbiskerne

Kürbiskerne sind eisenreicher als alle anderen Samen.

Kürbiskerne sind reich an Omega-3- und Omega-6-Fettsäuren. Beide Fettsäuren haben einen positiven Einfluss auf die Gesundheit des Immunsystems, der Haut, des Herz-Kreislauf-Systems, der Verdauung und des Nervensystems. B-Vitamine schützen den Körper vor stressbedingten Leiden. Außerdem enthalten Kürbiskerne viele Mineralstoffe, darunter die Antioxidantien Selen und Zink.

GRIECHISCHER JOGHURT MIT BIRNEN *Für 2 Personen*

2 reife Birnen, gewürfelt
200 ml Joghurt
3 EL Kürbiskerne
1 EL Sonnenblumenkerne
1 EL flüssiger Honig oder Manuka-Honig

Die Birnen auf zwei Dessertschalen verteilen und den Joghurt darübergeben. Mit den Kürbis- und den Sonnenblumenkernen bestreuen, mit dem Honig beträufeln und sofort servieren.

NÄHRSTOFFE Vitamine B1, B2, B3; Eisen, Kalium, Magnesium, Phosphor, Selen, Zink; Omega-3-Fettsäuren und Omega-6-Fettsäuren; Protein

Kürbiskerne sind eine hervorragende Proteinquelle und regulieren den Blutzuckerspiegel.

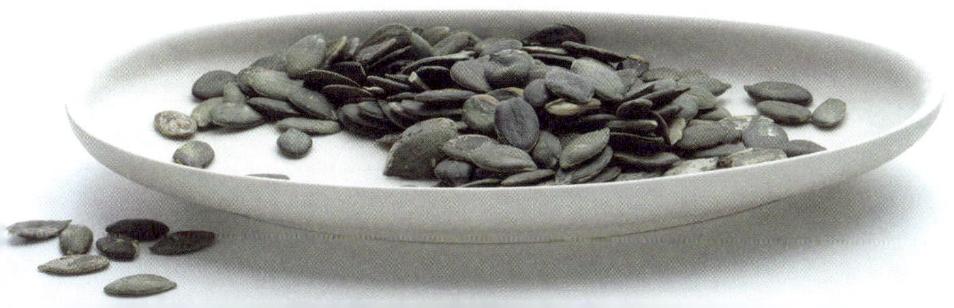

056

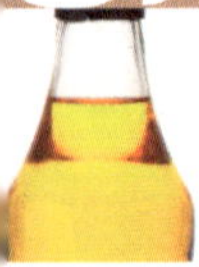

Distelöl

NÄHRSTOFFE Vitamin E; Phytosterol; Omega-6-Fettsäuren

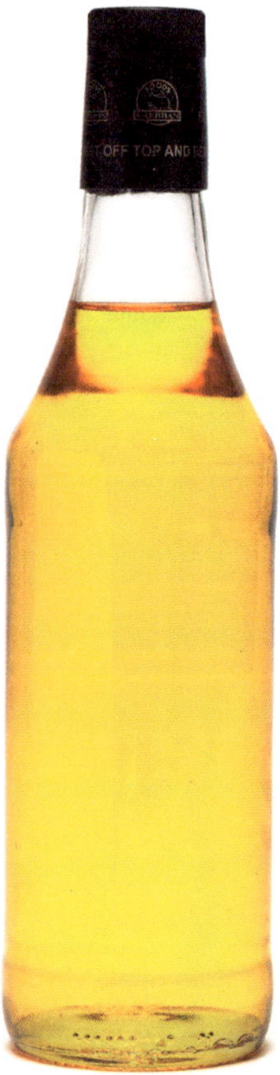

Das Öl aus den Samen der Färberdistel ist gesund und delikat.

Distelöl ist reich an Vitamin E, einem krebsvorbeugenden Antioxidans, das den Körper entgiftet und für gute Haut sorgt. Es enthält außerdem Phytosterole, Pflanzenstoffe, die den Cholesterinspiegel senken und dadurch vor Herzkrankheiten und Schlaganfällen schützen. Distelöl ist reich an Omega-6-Fettsäuren, die im Körper zu Prostaglandinen umgewandelt werden. Diese regulieren das Immunsystem, beugen Allergien und Infektionen vor, verbessern die Hirn- und Nervenfunktion und regulieren den Blutzuckerspiegel. Als mehrfach ungesättigtes Fett sollte es nicht erhitzt und möglichst kalt gepresst verwendet werden.

DISTELÖL-VINAIGRETTE *Ergibt 1 kleine Schüssel*

50 ml Weißweinessig
2 TL Dijonsenf
Meersalz und Pfeffer
150 ml Distelöl

Essig, Senf, Salz und Pfeffer verquirlen, dann unter ständigem Rühren langsam nach und nach das Öl zugießen. Im Kühlschrank aufbewahren und vor Gebrauch gut schütteln.

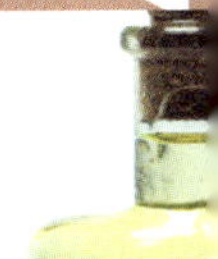

Nachtkerzenöl

Das Blütenöl reguliert den Hormonspiegel und sorgt für eine gesunde Haut.

Nachtkerzenöl ist eine der besten Quellen an Gamma-Linolensäure, einer Omega-6-Fettsäure. Sie wird im Körper zu Prostaglandinen umgewandelt – hormonartigen Wirkstoffen, die das Immunsystem regulieren, das Blut verdünnen, vor Infektionen schützen und die Funktion von Nerven und Muskeln verbessern. Ein erhöhter Prostaglandinspiegel soll auch vor PMS-Symptomen schützen. Nachtkerzenöl ist außerdem reich an Vitamin E, das die Haut verbessert und vor Ekzemen schützt.

DRESSING MIT NACHTKERZENÖL *Ergibt 1 kleine Schüssel*

- **1 EL Balsamico-Essig**
- **3 EL Zitronensaft**
- **1 TL Körnersenf**
- **1 EL frische Petersilie, gehackt**
- **1 EL frischer Schnittlauch, gehackt**
- **1 Knoblauchzehe, gehackt**
- **1 TL Oregano**
- **1 TL Basilikum**
- **3 EL Nachtkerzenöl**
- **1 Prise Cayennepfeffer**
- **Meersalz, zum Abschmecken**

Alle Zutaten außer Öl, Pfeffer und Salz im Mixer pürieren. Bei laufendem Mixer nach und nach das Öl zugeben, bis das Dressing eine cremige Konsistenz hat. Mit Cayennepfeffer und Salz abschmecken.

NÄHRSTOFFE Vitamin E; Gamma-Linolensäure; Omega-6-Fettsäuren

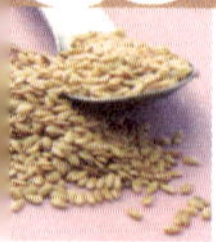

Sesamsamen und Sesamöl

NÄHRSTOFFE Vitamine B1, B2, B3, E; Calcium, Eisen, Zink; Omega-6-Fettsäuren und Omega-9-Fettsäuren

Sesamsamen geben Salaten und Smoothies einen Protein-Kick.

Die winzigen Sesamsamen sind nicht nur gesund, sondern geben Gerichten den gewissen Pfiff.

Die knackigen, leicht nussig schmeckenden Sesamsamen werden zu einer ganzen Reihe von Produkten weiterverarbeitet, darunter Sesamöl, das nicht leicht ranzig wird, sowie Tahin, einer würzigen Paste. Sie sind reich an immunsystemstärkendem Zink, dem Antioxidans Vitamin E sowie B-Vitaminen, die das Nervensystem stärken und dem Körper helfen, Stress zu bewältigen. Sie sind zudem eine wichtige Quelle an pflanzlichem Protein sowie an Omega-6-Fettsäuren, die für gesunde Haut und einen gesunden Kreislauf sorgen.

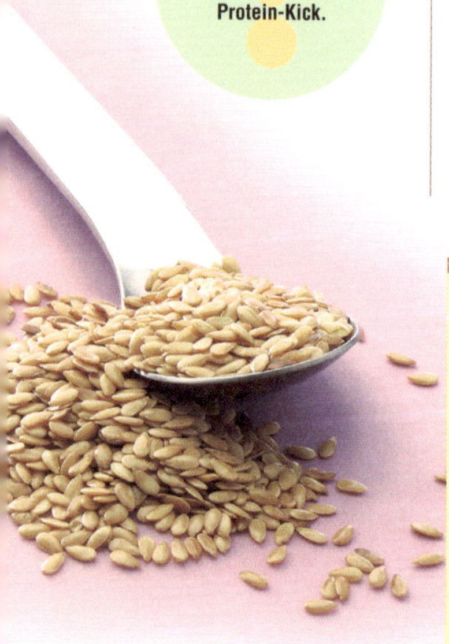

KNACKIGE SESAM-PFANNE *Für 4 Personen*

3 EL Olivenöl
25 g Sesamsamen
25 g frischer Ingwer, geschält, gerieben
2 Knoblauchzehen, zerdrückt
½ Brokkoli, in Röschen
3 Karotten, in feinen Streifen
½ Weißkohl, fein gehobelt

Die Sesamsamen in dem Öl im Wok goldbraun rösten. Ingwer, Knoblauch und dann die anderen Zutaten zugeben und gut umrühren. Bei schwacher Hitze 5–10 Minuten weitergaren und anschließend sofort servieren.

059

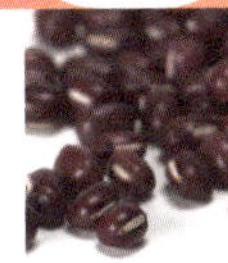

Adukibohnen

Die nussige, äußerst gesunde Bohne gilt in Japan vollkommen zu Recht als „Königin der Bohnen“.

Adukibohnen sind reich an Ballaststoffen, die die Verdauung auf Trab bringen und das Ausschwemmen von Giftstoffen aus dem Körper begünstigen. B-Vitamine geben Energie und reparieren beschädigtes Gewebe. Die Bohnen sind eine gute Quelle an pflanzlichen Proteinen, die für gesunde Haut und Muskulatur sorgen, und an immunsystemstärkenden Mineralstoffen wie dem antiviral wirkenden Zink sowie Calcium und Magnesium.

Adukibohnen werden seit Jahrtausenden in China, Korea und Japan angebaut.

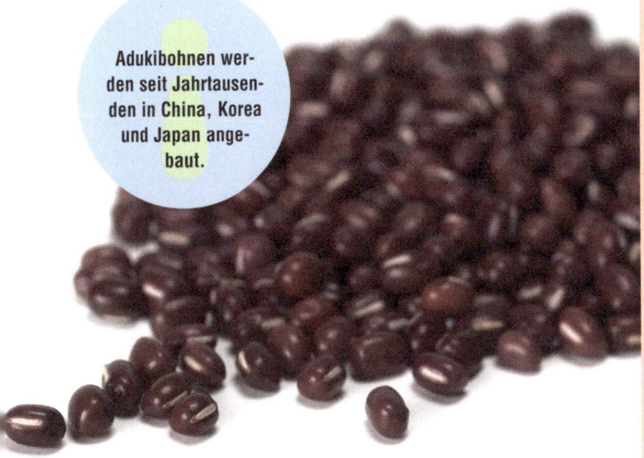

NÄHRSTOFFE Vitamine B1, B2, B3; Calcium, Magnesium, Mangan, Zink; Ballaststoffe, Protein

ADUKIBOHNEN-PFANNE

Für 2 Personen

1 rote Zwiebel, gehackt
2 EL Olivenöl
1 rote Paprika, gehackt
1 Stange Sellerie, gehackt
2 Karotten, gehackt
2 große Tomaten, gehackt
200 g Adukibohnen, über Nacht eingeweicht
1 Knoblauchzehe, zerdrückt
1 TL Sternanis
1 TL Fenchelsamen
1 TL Koriander
600 ml Gemüsefond

Die Zwiebel in dem Olivenöl im Wok andünsten. Paprika, Sellerie, Karotten und Tomaten zugeben und unter Rühren 2 Minuten kochen, dann Bohnen, Knoblauch und Gewürze zugeben. Den Fond dazugießen und bei schwacher Hitze 30 Minuten ziehen lassen. Mit Vollkornreis servieren.

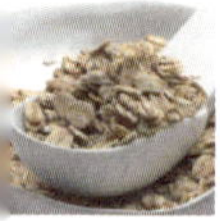

Hafer

NÄHRSTOFFE Vitamine B1, B2, B3, B5, E, Folat; Eisen, Magnesium, Kieselerde, Selen, Zink; Flavonoide; Ballaststoffe, Protein

Die gesunden Haferflocken sind so nahrhaft wie heilkräftig.

Hafer ist reich an immunsystemstärkendem Vitamin E und enthält Spuren von Avenanthramiden, antioxidanten Flavonoiden, die den Cholesterinspiegel senken und besonders Darmkrebs vorbeugen sollen. Ballaststoffe wirken verdauungsfördernd und der hohe Anteil an Kieselerde wirkt Entzündungen im Verdauungsapparat entgegen. B-Vitamine helfen dem Körper, Stress zu verarbeiten, und wirken durch ihre langsame Freisetzung Hungergefühlen entgegen.

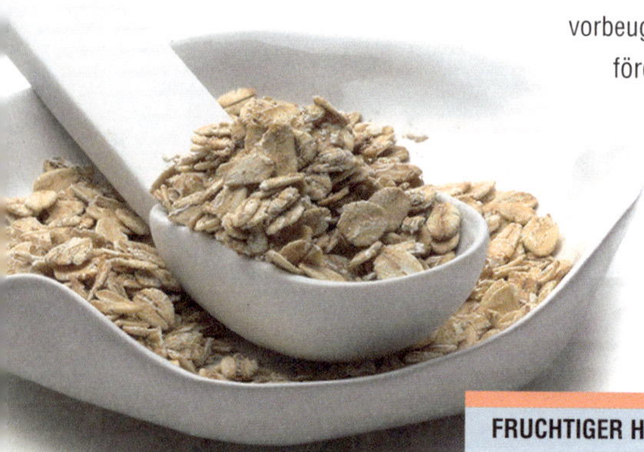

Ein Haferbad wirkt lindernd bei Ekzemen – hängen Sie einfach einen mit Hafer gefüllten Gazebeutel unter den Wasserhahn.

FRUCHTIGER HAFERBREI *Für 2 Personen*

- **850 ml ungesüßte Sojamilch**
- **150 g Hafer**
- **1 TL Zimt**
- **1 kleine Banane, gehackt**
- **200 g Heidelbeeren**
- **2 EL Mandelflocken**

Den Hafer in der Sojamilch unter ständigem Rühren 5 Minuten bei schwacher Hitze garen. Zimt und Banane zugeben und 2 Minuten weiterkochen. Mit Heidelbeeren und Mandelflocken servieren.

061

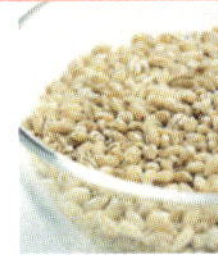

Weizenkeime

Klein, aber oho: Weizenkeime sind sehr reich an essenziellen Nährstoffen.

Die Keime des Weizenkorns sind reich an Vitamin E, einem Antioxidans, das den Körper durch die Neutralisierung von freien Radikalen entgiftet. Sie sind eine ausgezeichnete Quelle an immunsystemstärkenden B-Vitaminen, die Nerven und Schleimhäute gesund halten. Weizenkeime enthalten darüber hinaus einen außerordentlich hohen Anteil an verdauungsfördernden und cholesterinsenkenden Ballaststoffen.

NÄHRSTOFFE Vitamine B1, B2, B3, B5, B6, E, Folat; Eisen, Magnesium, Mangan, Selen, Zink; Ballaststoffe

Meiden Sie Weizenkeime bei einer Weizen- oder Gluten-Unverträglichkeit.

HONIG-WEIZENKEIM-SMOOTHIE *Für 1 Person*

200 ml Sojamilch
55 g Bio-Joghurt natur
125 g Erdbeeren, geputzt
1 große, reife Banane
2 TL Weizenkeime
2 TL Manuka-Honig

Alle Zutaten im Mixer pürieren und sofort servieren.

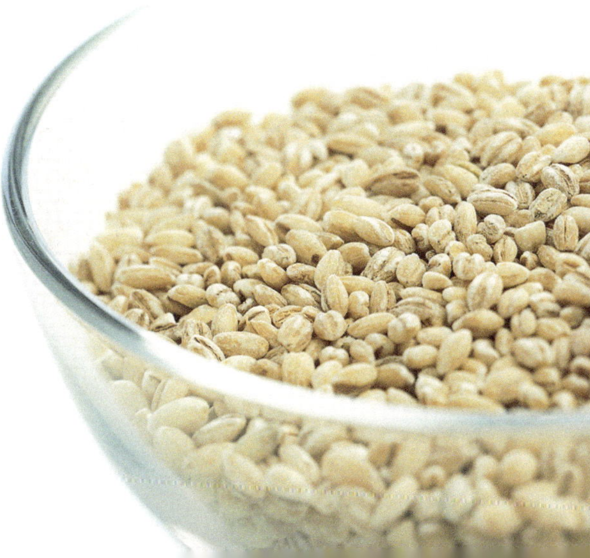

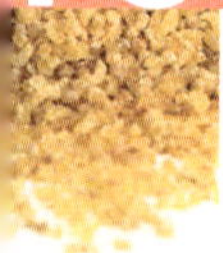

Bulgur

NÄHRSTOFFE Vitamine B1, B2, B3; Eisen, Kupfer, Magnesium, Phosphor; Protein, Ballaststoffe

MIT BULGUR GEFÜLLTE WEINBLÄTTER *Für 4 Personen*

100 ml kochendes Wasser
150 g Bulgur
1 kleine Zwiebel, grob gehackt
3 TL Olivenöl
1 TL Sternanis-Samen
55 g Tofu, geraspelt
6 Tomaten, gehackt
1 TL frische Minze, gehackt
½ TL Zitronensaft
schwarzer Pfeffer
16 Weinblätter, 5 Minuten gewässert

Den Bulgur mit dem kochenden Wasser übergießen und 20 Minuten stehen lassen. Die Zwiebel in dem Öl dünsten und den Sternanis zugeben. Vom Herd nehmen und mit Bulgur, Tofu, Tomaten, Minze, Zitronensaft und Pfeffer mischen. Die Mischung auf die Weinblätter geben, zusammenrollen, mit einem Spieß feststecken und 20 Minuten dämpfen.

Bulgur ist ein vorbehandelter Hartweizen und als Beilage eine gute Alternative zu Reis.

Bulgur ist sehr reich an verdauungsfördernden Ballaststoffen, die außerdem den Cholesterinspiegel senken. Er ist ferner eine gute Quelle an B-Vitaminen, die die Immunsystem stärken, für Energie sorgen und das Nervensystem im Gleichgewicht halten. Im Bulgur finden sich wichtige Mineralstoffe wie Eisen, das die Widerstandskraft gegen Infektionskrankheiten stärkt.

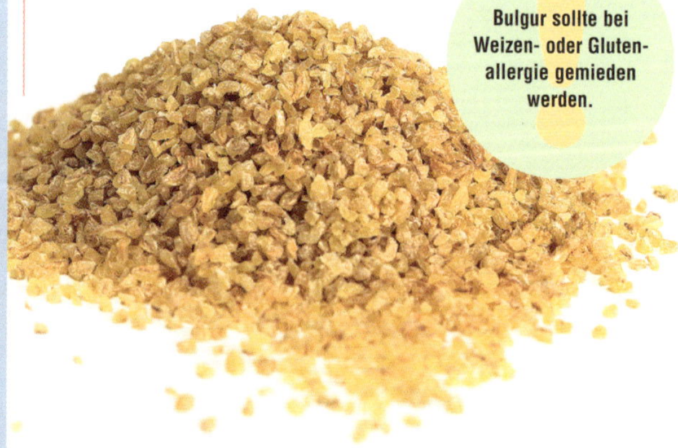

Bulgur sollte bei Weizen- oder Glutenallergie gemieden werden.

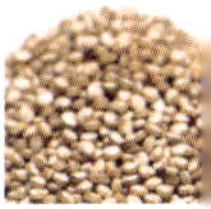

Quinoa

Das Pseudogetreide stammt aus den Anden und wird daher auch Andenhirse, Perureis oder Inkakorn genannt.

Der Proteingehalt von Quinoa übertrifft den aller anderen Getreidearten. Es enthält alle acht essenziellen Aminosäuren – eine Seltenheit. Quinoa ist eine gute Quelle an Vitamin E, einem für die Selbstheilungskräfte des Körpers wichtigen Antioxidans. Es enthält außerdem Zink, einen Mineralstoff, der die Immunzellenproduktion in der Thymusdrüse stärkt.

Die verdauungsfördernden Ballaststoffe von Quinoa wirken gegen Verstopfung.

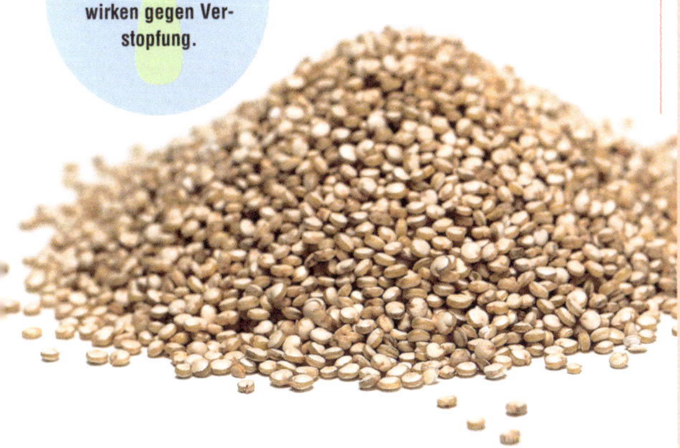

NÄHRSTOFFE Vitamine B2, B3, E; Eisen, Calcium, Magnesium, Zink; Saponin; Ballaststoffe, Protein

QUINOA-PILAF

Für 4 Personen

850 ml Wasser
350 g Quinoa
150 ml Olivenöl
450 g Okra, gehackt
3 EL Tomatenmark
1 Zwiebel, gehackt
2 Knoblauchzehen, zerdrückt
2 TL Sternanis-Samen
1 TL schwarzer Pfeffer
55 g frischer Koriander, gehackt

Das Wasser zum Kochen bringen, Quinoa hineingeben und nochmals aufkochen. Bei schwacher Hitze 15 Minuten ziehen lassen, dann abgießen. Das Öl in einem Wok erhitzen und die Okra darin 3 Minuten unter Rühren garen. Die übrigen Zutaten außer dem Koriander zugeben und 5 Minuten weiterrühren. Bei reduzierter Hitze 10 Minuten ziehen lassen. Mit Quinoa und Koriander gemischt servieren.

064

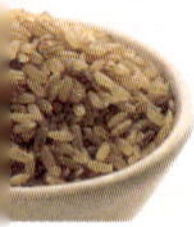

Reis

NÄHRSTOFFE Vitamine B1, B3, Folat; Eisen, Kupfer, Magnesium, Mangan, Phosphor, Zink; komplexe Kohlehydrate, Ballaststoffe, Protein

Vollkornreis enthält wesentlich mehr Nährstoffe als geschälter, weißer Reis.

Reis steht an zweiter Stelle der weltweit konsumierten Getreidearten.

Vollkornreis ist reich an B-Vitaminen, die Hirn und Nervensystem stärken. Er enthält außerdem viel muskel-, haar- und hautbildendes Protein und ist eine wichtige Quelle an immunbildendem Zink und Spurenelementen wie Magnesium, Phosphor und Kupfer. Seine Ballaststoffe fördern das Verdauungssystem und regeln den Cholesterinspiegel und kommen so dem Herz-Kreislauf-System zugute. Seine komplexen Kohlehydrate geben Energie sehr langsam frei und wirken daher Hungergefühlen entgegen.

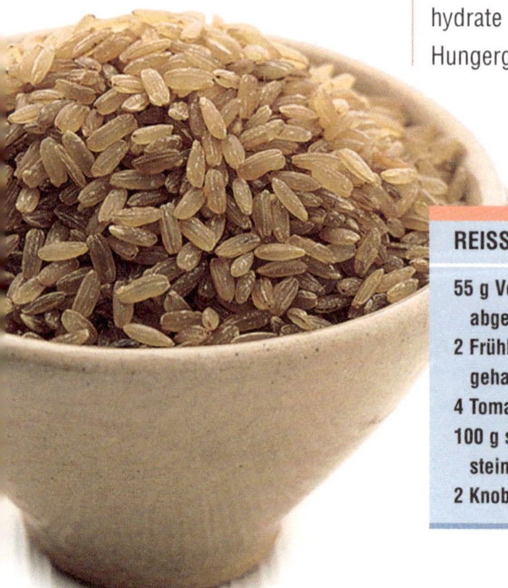

REISSALAT *Für 1–2 Personen*

- **55 g Vollkornreis, gekocht und abgekühlt**
- **2 Frühlingszwiebeln, grob gehackt**
- **4 Tomaten, geviertelt**
- **100 g schwarze Oliven, entsteint und halbiert**
- **2 Knoblauchzehen, zerdrückt**
- **3 EL frisches Basilikum, grob gehackt**
- **3 EL Olivenöl**

Alle Zutaten in einer großen Salatschüssel mischen und vor dem Servieren bei Zimmertemperatur 1 Stunde stehen lassen.

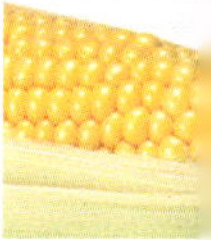

Mais

Der ursprünglich aus Mexiko stammende Mais ist außerordentlich vitaminreich.

NÄHRSTOFFE Vitamine A, B3, B5, C, Betacarotin, Folat; Magnesium, Zink; Ballaststoffe

Auch im tiefgefrorenem Mais oder Mais aus der Dose sind seine Nährstoffe weitgehend erhalten.

Mais kann getrocknet und zu Mehl vermahlen werden, doch frisch vom Kolben ist er immer noch am gesündesten. Maiskolben enthalten viel Vitamin C, das das Immunsystem stärkt, sowie Ballaststoffe, die den Cholesterinspiegel senken und dadurch Herzkrankheiten vorbeugen. Mais enthält außerdem Folat, das für die einwandfreie Funktion der Fortpflanzungsorgane nötig ist, sowie andere B-Vitamine, die dem Körper Energie liefern und dabei helfen, Stress zu bewältigen.

MAIS-BRATLINGE

Für 2 Personen

115 g Vollkornmehl
2 Eier
300 ml Milch
2 EL Koriander, gehackt
225 g Mais
schwarzer Pfeffer
2 EL Olivenöl

Mehl, Eier und Milch zu einem glatten Teig verarbeiten. Koriander, Mais und Pfeffer zugeben. Das Olivenöl in einer Pfanne erhitzen, den Teig zu 8 Bratlingen formen und auf beiden Seiten goldbraun braten.

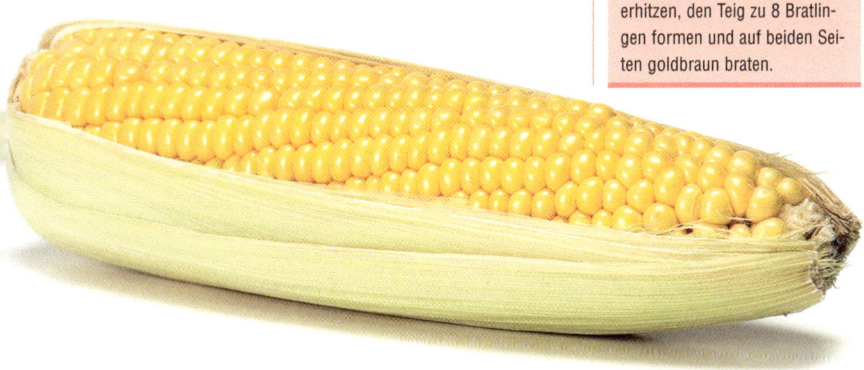

099

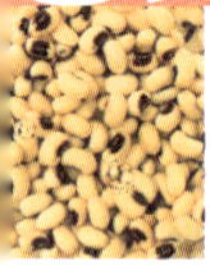

Schwarzaugenbohnen

NÄHRSTOFFE Vitamine B1, B2, B3, Biotin, Folat; Calcium, Eisen, Magnesium, Mangan, Selen, Zink; Ballaststoffe, Protein

Die nahrhaften Bohnen sind aus der kreolischen und aus der Cajun-Küche nicht wegzudenken.

Schwarzaugenbohnen enthalten Zink, ein wichtiges Antioxidans, das das Immunsystem stärkt, sowie Selen, ein weiteres Antioxidans, das bei der Produktion von Antikörpern und der Krebsvorbeugung mitwirkt. Die Bohnen sind reich an Energie liefernden B-Vitaminen, darunter Folat, das für die Gesundheit der Fortpflanzungsorgane notwendig ist. Sie enthalten viel energie- und muskelbildendes Protein sowie verdauungsfördernde und herzstärkende Ballaststoffe.

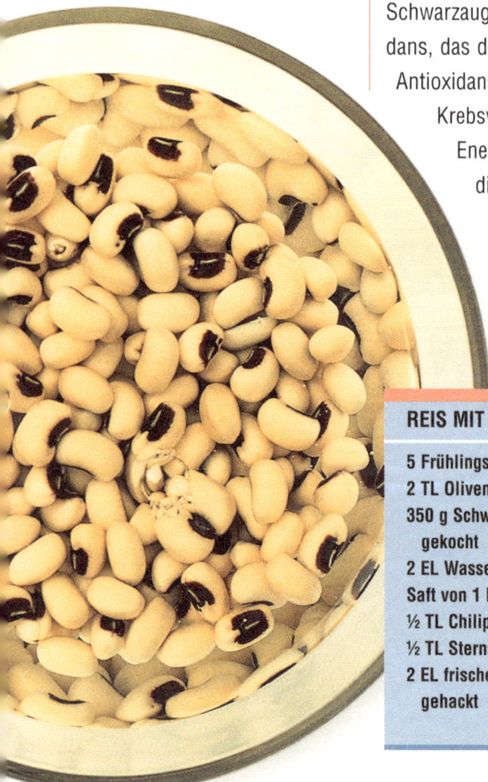

REIS MIT SCHWARZAUGENBOHNEN *Für 4 Personen*

5 Frühlingszwiebeln, gehackt
2 TL Olivenöl
350 g Schwarzaugenbohnen, gekocht
2 EL Wasser
Saft von 1 Limette
½ TL Chilipulver
½ TL Sternanis
2 EL frischer Koriander, gehackt
150 g Basmati-Reis, gekocht
schwarzer Pfeffer

Die Zwiebeln in dem Öl andünsten. Alle restlichen Zutaten außer dem Reis zugeben und 2 Minuten weiterdünsten. Reis und Pfeffer zugeben, noch 2 Minuten garen und dann sofort servieren.

067

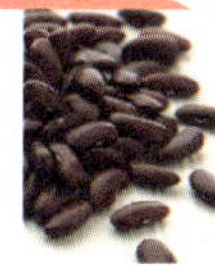

Kidneybohnen

Die aus Südamerika stammenden weichen Bohnen enthalten viel Protein, Vitamine und Mineralstoffe.

Kidneybohnen sind reich an Folat, einem B-Vitamin, das für die Gesundheit der Fortpflanzungsorgane sowie für die Wundheilung wichtig ist. Ihr hoher Proteingehalt sorgt für Energie, Ballaststoffe senken den Cholesterinspiegel und fördern die Verdauung. Kidneybohnen enthalten außerdem Eisen, das für die Produktion von Antikörpern und weißen Blutkörperchen notwendig ist.

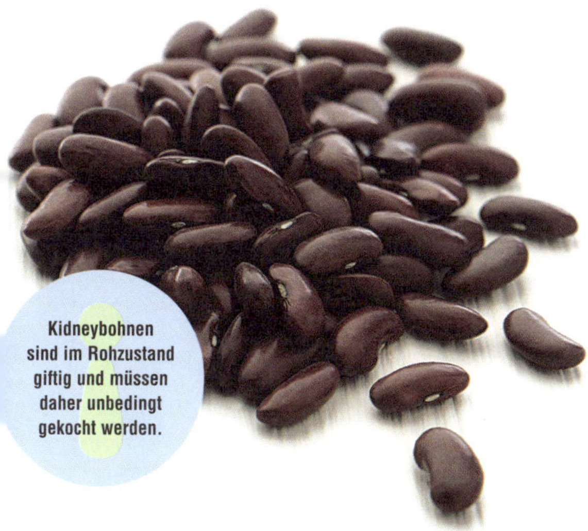

Kidneybohnen sind im Rohzustand giftig und müssen daher unbedingt gekocht werden.

NÄHRSTOFFE Folat; Kalium, Eisen, Mangan; Ballaststoffe, Protein

EINTOPF MIT KIDNEYBOHNEN *Für 2 Personen*

2 EL Olivenöl
400 g Kidneybohnen aus der Dose
3 Tomaten, gehackt
1 rote Paprika, gehackt
1 Zwiebel, gehackt
2 Knoblauchzehen, zerdrückt
1 Zucchini, grob gehackt
4 Portobello-Pilze, gehackt
2 TL Basilikum, gehackt
1 TL Meersalz

Das Olivenöl in einer Pfanne erhitzen und die Zwiebel darin dünsten. Paprika, Zucchini, Pilze, Tomaten und Knoblauch zugeben und 5 Minuten unter Rühren garen, dann die Kidneybohnen zugeben und mit Wasser aufgießen, bis alles bedeckt ist. Mit Basilikum und Salz abschmecken, den Deckel auflegen und das Gemüse gar ziehen lassen. Mit Vollkornreis servieren.

090

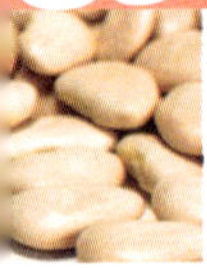

Limabohnen

NÄHRSTOFFE Vitamine B3, B5, Folat; Eisen, Kalium, Mangan, Zink; Ballaststoffe, Protein

ORIENTALISCHER BOHNEN-EINTOPF *Für 4 Personen*

1 Zwiebel, gehackt
1 TL Zimt
2 EL Olivenöl
500 g Limabohnen, gekocht oder aus der Dose
1 TL Salz
schwarzer Pfeffer
½ TL mildes Chilipulver
400 ml Wasser
200 g Tomaten aus der Dose, in Stücken
4 Knoblauchzehen, zerdrückt
Saft von ½ Zitrone
1 Handvoll Petersilie, gehackt

Zwiebel und Zimt in dem Öl andünsten, dann Bohnen, Salz, Pfeffer, Chilipulver und Wasser zugeben. Aufkochen lassen und bei schwacher Hitze 15 Minuten gar ziehen. Tomaten, Knoblauch und Zitronensaft zugeben und noch 5 Minuten weitergaren. Mit Petersilie bestreut servieren.

Die weichen, mehligen Bohnen sind reich an B-Vitaminen und Protein.

Limabohnen enthalten viel Vitamin B5, das bei der Bildung von Antikörpern eine Rolle spielt, sowie Folat, das für die Gesundheit der Fortpflanzungsorgane notwendig ist. Sie sind außerdem reich an Mineralstoffen und enthalten Spuren des antiviral wirkenden Mangans sowie immunsystemstärkendes Eisen und Zink. In dunkel gefärbten Samen findet sich Blausäure, es dürfen daher nur Bohnen mit weißer Schale verwendet werden.

Limabohnen sind sehr gut für gesunde Haut und schönes Haar.

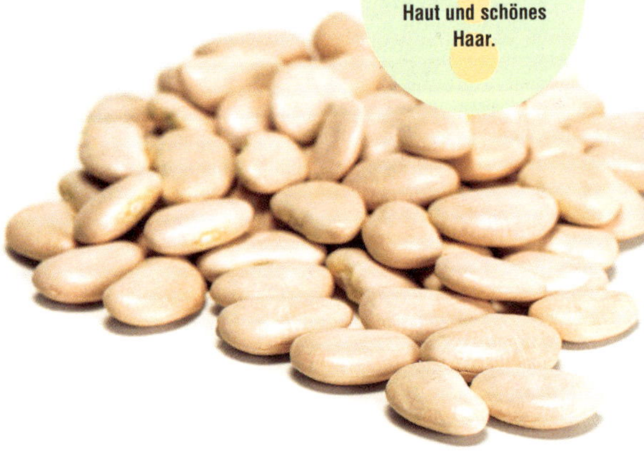

069

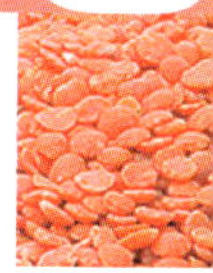

Linsen

Linsen gehören zu den ältesten Grundnahrungsmitteln der Welt und sind reich an Antioxidantien.

Linsen sind reich an immunsystemstärkenden, antiviralen und antibakteriellen B-Vitaminen. Sie enthalten Mineralstoffe, darunter das Antioxidans Selen, sowie blutbildendes Eisen. Wie auch bei anderen Hülsenfrüchte finden sich in Linsen krebshemmende Pflanzenstoffe sowie pflanzliche Östrogene. Linsen sind außerordentliche Energiespender und reich an verdauungsfördernden und herzstärkenden Ballaststoffen.

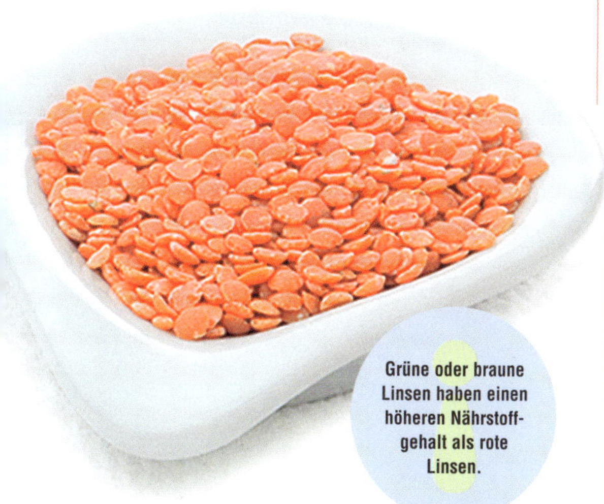

Grüne oder braune Linsen haben einen höheren Nährstoffgehalt als rote Linsen.

NÄHRSTOFFE Vitamine B3, B5, B6, Folat; Calcium, Eisen, Kalium, Magnesium, Mangan, Selen, Zink; Ballaststoffe, Protein

WARMER LINSENSALAT

Für 4 Personen

300 g grüne oder rote Linsen
50 ml Olivenöl
2 Zwiebeln, gehackt
1 Knoblauchzehe, zerdrückt
1 rote Paprika, fein gehackt
1 Zucchini, fein gehackt
1 Karotte, grob gehackt
1 Stange Sellerie, fein gehackt
2 große Tomaten, entkernt und gehackt
2 EL Balsamico-Essig
1 EL frische Minze, fein gehackt

Die Linsen in das kochende Wasser geben und 10 Minuten sprudelnd kochen lassen, dann abgießen. Das Öl im Wok erhitzen und das Gemüse darin weich dünsten. Den Wok vom Herd nehmen, Linsen, Essig und Minze zugeben und gründlich mischen.

070

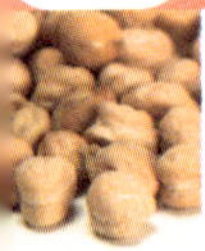

Kichererbsen

NÄHRSTOFFE Vitamine B2, B3, B5, E, Folat; Eisen, Kalium, Zink; Ballaststoffe, Protein

HUMMUS MIT ROTER PAPRIKA *Ergibt 1 Schale*

400 g Kichererbsen aus der Dose, gewässert oder 3 Tage alte Sprossen
2 Knoblauchzehen, zerdrückt
3 EL Tahin
Saft von 3 großen Zitronen
2 TL Tamari (Sojasauce)
1 rote Paprika, gehackt

Alle Zutaten im Mixer zu einer glatten Paste verarbeiten. Nach Bedarf Wasser zugeben. Als Dip zu Haferkeksen oder Rohkost servieren oder als Salatdressing verwenden. Hummus hält sich bis zu 3 Tage im Kühlschrank.

Kichererbsen schmecken leicht nussig und haben eine überraschend cremige Konsistenz.

Kichererbsen enthalten Protease-Inhibitoren, die die Entwicklung von Krebszellen hemmen. Sie sind reich an Vitamin E, einem Antioxidans, das die Funktion der weißen Blutkörperchen unterstützt, und an dem für eine gesunde Zellentwicklung notwendigen Zink. Kichererbsen sind eine gute Quelle von Isoflavonen, Pflanzenstoffen, die im Darm in östrogenähnliche Substanzen umgewandelt werden und vor allem PMS lindern und Brustkrebs vorbeugen. Sie sind zudem reich an verdauungsfördernden und cholesterinsenkenden Ballaststoffen und Flavonoiden.

Kichererbsensprossen enthalten mehr Nährstoffe als getrocknete oder Kichererbsen aus der Dose.

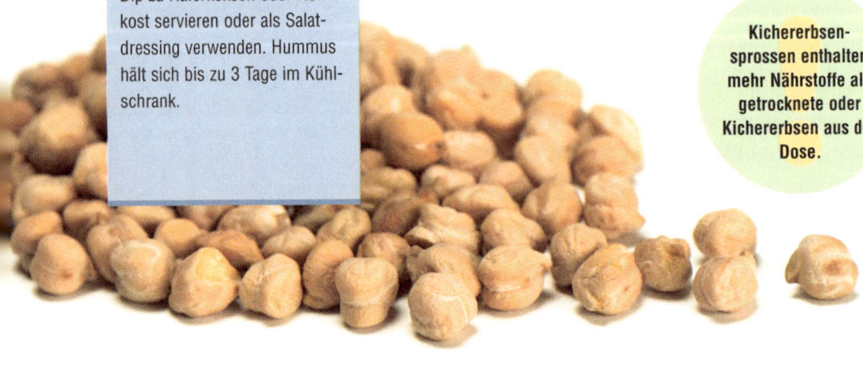

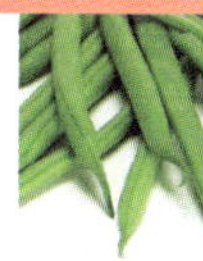

Grüne Bohnen

Die knackigen grünen Bohnen sind reich an Vitaminen und Mineralstoffen.

Wie andere Hülsenfrüchte sind grüne Bohnen fettarm und reich an löslichen, herzstärkenden Ballaststoffen. Sie enthalten viele B-Vitamine, die für die Bildung von Viren und Bakterien bekämpfenden Phagozyten wichtig sind, sowie Betacarotin, das im Körper in das krebshemmende Vitamin A umgewandelt wird. Grüne Bohnen enthalten außerdem Mangan, das für die Bildung des antiviral wirkenden Interferons notwendig ist.

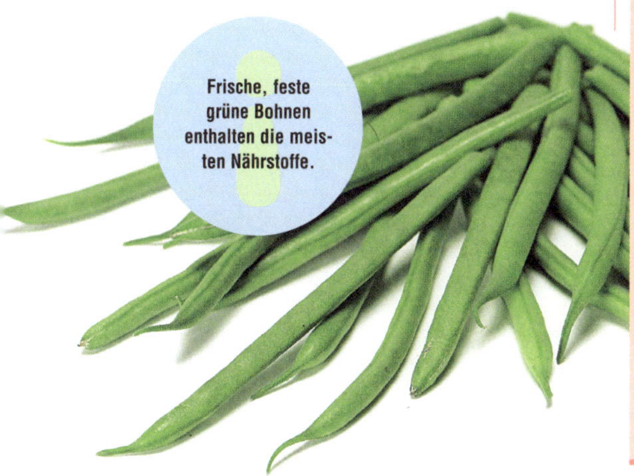

Frische, feste grüne Bohnen enthalten die meisten Nährstoffe.

NÄHRSTOFFE Vitamin B3, Folat, Betacarotin; Eisen, Mangan; Ballaststoffe

BOHNEN-REIS-SALAT

Für 4 Personen

250 g Arborio-Reis, gekocht und abgekühlt
150 g grüne Bohnen
500 g Spargel, in Stücken
200 g Kidneybohnen aus der Dose, abgetropft
1 rote Paprika, fein gehackt
20 grüne Oliven, entsteint und halbiert
3 EL frische Petersilie, gehackt
3 EL frische Minze, gehackt
5 Frühlingszwiebeln, gehackt
3 EL Weißweinessig
2 EL Olivenöl

Bohnen und Spargel knackig dünsten, abkühlen lassen und mit dem Reis und den restlichen Zutaten vermischen. Vor dem Servieren bei Zimmertemperatur 1 Stunde stehen lassen.

072

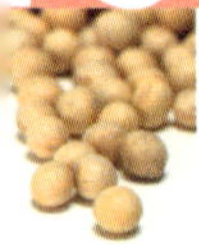

*Sojabohnen

NÄHRSTOFFE Vitamine B2, B6, E, Folat; Calcium, Eisen, Kalium, Magnesium, Mangan, Zink; Isoflavone; Protease-Inhibitoren

Die vielseitige Bohne aus Asien wirkt vorbeugend gegen manche Krebsarten.

Sojabohnen sind wahrscheinlich die nahrhaftesten aller Hülsenfrüchte und in vielen verschiedenen Variationen erhältlich – als Sprossen, Tofu, Tempeh, Joghurt, Mehl, Milch, Miso und natürlich als Sojasauce. Sojabohnen wurden schon vor Jahrtausenden in China angebaut und gelangten von Japan aus nach Europa. Die geringe Häufigkeit von manchen Krebsarten

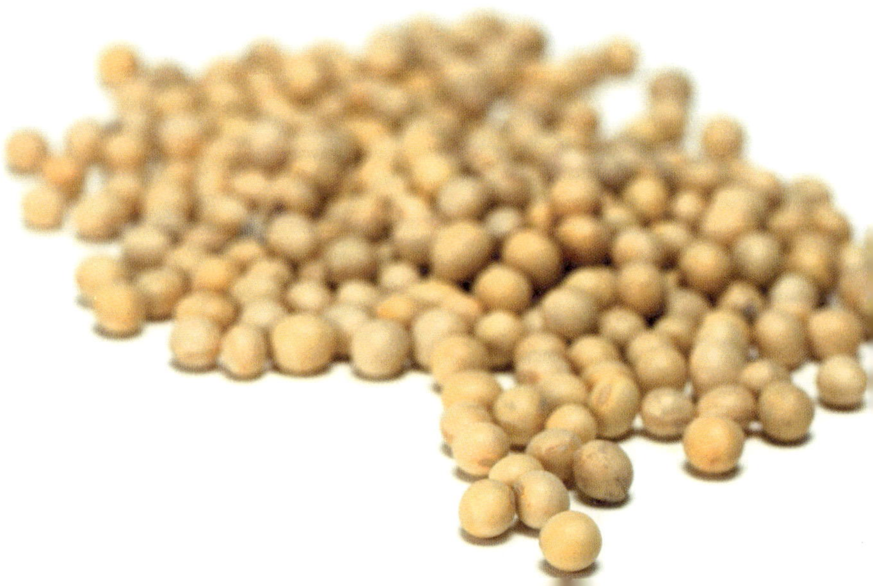

in Japan führte in diesem Zusammenhang zu klinischen Untersuchungen über die Wirkung der Sojabohne.

SOJABOHNEN ALS FITMACHER

Sojabohnen enthalten Isoflavone, Pflanzenstoffe, die der Wirkung des körpereigenen Hormons Östrogen ähneln. Diese lindern Beschwerden der Wechseljahre wie Hitzewallungen und hemmen hormonbedingte Krebsarten wie Brust- und Prostatakrebs. Sie enthalten außerdem Vitamin E, ein Antioxidans, das freie Radikale zerstört, sowie B-Vitamine, die das Nervensystem stärken und dem Körper helfen, Stress zu bewältigen.

SOJABOHNEN ZUBEREITEN

Rohe Bohnen sind etwas aufwändig in der Zubereitung, doch auch in Tofu oder Sojamilch sind die ursprünglichen Nährstoffe noch weitgehend erhalten. Tofu ist eine gute Alternative zu Fleisch und Fisch, während Sojamilch und Sojajoghurt Milchprodukte voll ersetzen können.

TOFU-PFANNE *Für 4 Personen*

1 EL Sojasauce
1 EL frisches Basilikum, fein gehackt
1 EL frische Petersilie, fein gehackt
2 EL Olivenöl
2 Frühlingszwiebeln, gehackt
225 g weicher Tofu, zerbröselt

Sojasauce und Kräuter mischen. Die Zwiebeln in dem Olivenöl glasig dünsten. Den Tofu, dann die Sojasauce und die Kräutermischung zugeben und unter Rühren 3 Minuten weiterdünsten. Auf Roggentoast servieren.

WISSENSWERTES ÜBER SOJABOHNEN

- Sojabohnen sind oft genmanipuliert, daher sollten Sie Produkte aus organischem Anbau oder garantiert gentechnikfreie Produkte bevorzugen.
- Sojabohnen enthalten mehr Protein als Milchprodukte, jedoch kein Cholesterin.
- Bei Soja-Allergie zeigt sich oft auch eine Unverträglichkeit gegenüber Erdnüssen, Kichererbsen, Limabohnen, Weizen, Roggen und Gerste.
- Soja ist eines der wenigen pflanzlichen Nahrungsmittel, das alle acht essenziellen Aminosäuren enthält.
- Frische junge Sojabohnen werden in Japan gern im Ganzen gekocht als Vorpeise oder Imbiss serviert.

073

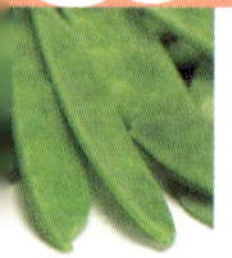

Zuckerschoten

NÄHRSTOFFE Vitamine B1, B2, B3, B5, C, Betacarotin, Biotin; Calcium, Eisen; Ballaststoffe

ZUCKERSCHOTEN-PFANNE

Für 4 Personen

2 EL Sesamöl
600 g fester Tofu, gewürfelt
25 g Butter
2 Knoblauchzehen, zerdrückt
2 rote Chilischoten, entkernt und fein gehackt
2 TL frischer Ingwer, gerieben
750 g Zuckerschoten
2 EL Sojasauce

Die Hälfte des Öls im Wok erhitzen und den Tofu unter Rühren darin bräunen. Beiseitestellen. Knoblauch, Chili und Ingwer in dem restlichen Öl und der Butter andünsten, dann die Erbsen zugeben und unter Rühren garen. Den Tofu dazugeben, gut mischen, mit der Sojasauce würzen und sofort servieren.

Die jungen, knackigen und gesunden Schoten haben einen zarten, leicht süßlichen Geschmack.

Zuckerschoten enthalten B-Vitamine – wichtig für den Energiehaushalt sowie ein stabiles Nervensystem und eine gesunde Muskulatur. Sie enthalten außerdem das immunsystemstärkende Vitamin B5 und das Antioxidans Vitamin C sowie Ballaststoffe, die die Verdauung fördern und bei der Regulierung des Cholesterinspiegels mitwirken.

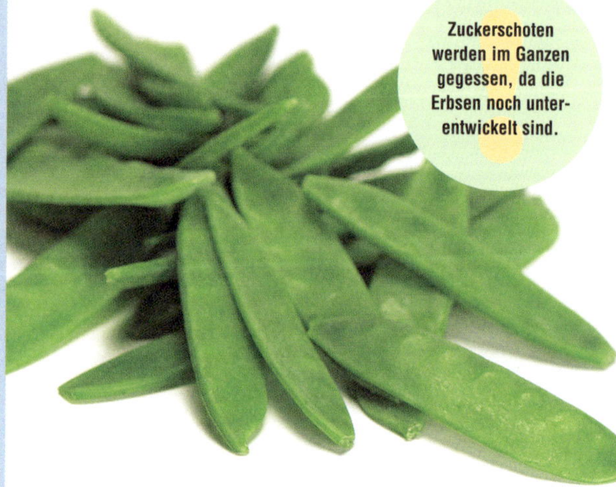

Zuckerschoten werden im Ganzen gegessen, da die Erbsen noch unterentwickelt sind.

074

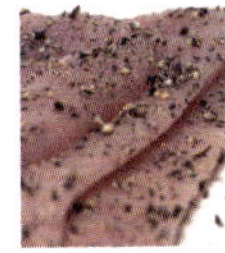

Pute

Das fettarme Putenfleisch ist so gesund, dass es gern häufiger auf der Speisekarte stehen darf.

NÄHRSTOFFE Vitamine B3, B6, B12; Eisen, Selen, Zink; Protein

Putenfleisch hat einen geringen Fettgehalt und ist daher eine ausgezeichnete Quelle an tierischem Protein. Es ist außerdem reich an immunsystemstärkendem Zink, das vom Körper leicht aufgenommen werden kann. Selen hilft bei der Reparatur beschädigter DNA und verringert daher das Krebsrisiko. Der hohe B-Vitamin-Gehalt stärkt das Nervensystem und senkt den Homocysteinspiegel des Blutes. Homocystein ist eine Aminosäure, die die Blutgefäße schädigen kann. Sie wird daher als Verursacherin von Herzkrankheiten verdächtigt.

Putenschenkel enthalten doppelt so viel Eisen und dreimal so viel Zink wie Putenbrust.

PUTEN-SANDWICH *Für 1 Person*

½ Avocado
2 Scheiben Vollkornbrot
frischer Spinat
gekochtes Putenfleisch, in Scheiben
1 Frühlingszwiebel, gehackt
1 Tomate, grob gehackt
Körnersenf (nach Belieben)

Das Vollkornbrot mit dem Avocadofleisch bestreichen, mit dem Spinat und dem Putenfleisch belegen und mit Senf (nach Belieben), Zwiebel und Tomate garniert servieren.

025

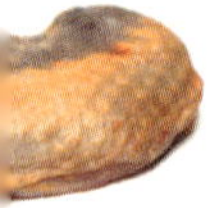

Perlhuhn

NÄHRSTOFFE Vitamine B3, B6, B12; Eisen; Protein

Das Fleisch des Perlhuhns enthält viel Protein und ist reich an Nährstoffen.

Das kleine Wildgeflügel stammt ursprünglich aus Westafrika. Das Perlhuhn ist ein ausgezeichneter Lieferant von fettarmem Fleisch. Es enthält viel Vitamin B6, das bei der Synthese von Cystein, einer wichtigen Aminosäure, mitwirkt und den Körper von Toxinen befreit. Wie das Fleisch anderer Geflügelsorten ist auch das des Perlhuhns reich an Vitamin B12, das dem Nevensystem zugute kommt, sowie an blutbildendem Eisen.

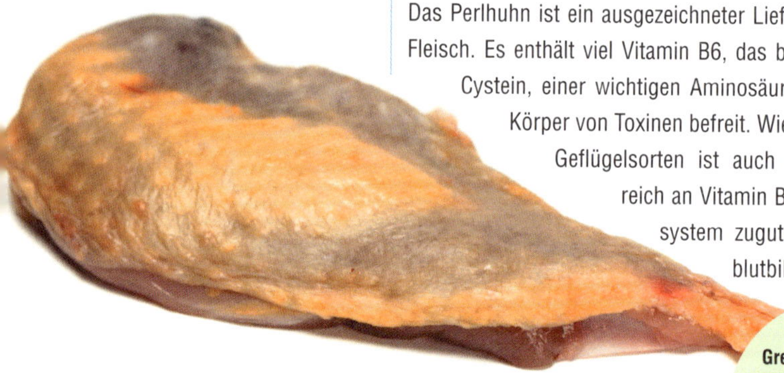

Greifen Sie zu Bio-Ware, da Geflügel aus Hühnerfarmen wesentlich weniger Nährstoffe hat.

PERLHUHN MIT KRÄUTERN *Für 2 Personen*

1 EL frische Petersilie, gehackt
1 EL frischer Estragon, gehackt
2 Perlhuhnbrüste
Meersalz und schwarzer Pfeffer
2 TL Olivenöl

Den Ofen auf 200 °C vorheizen. Die gehackten Kräuter unter die Haut des Perlhuhns schieben und nach Geschmack würzen. Das Olivenöl in einer Pfanne erhitzen und das Fleisch darin von beiden Seiten je 2 Minuten anbräunen, dann weitere 8 Minuten im Ofen garen.

070

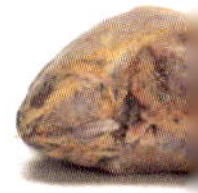

Fasan

Fasanenfleisch ist reich an B-Vitaminen und Protein und gilt als hervorragender Energiespender.

Der Fasan ist mit Abstand das beliebteste Wildgeflügel. Sein Fleisch hat einen höheren Fettgehalt als viele andere Sorten, doch der überwiegende Teil besteht aus gesunden, einfach ungesättigten Fettsäuren. Es enthält viel Vitamin B6, das bei der Bildung von Phagozyten, den weißen Blutkörperchen, eine positive Rolle spielt, sowie Vitamin B2, B3 und B12, die allesamt wichtig für den Energiehaushalt und für ein gesundes Nervensystem sind. Außerdem ist Fasanenfleisch reich an immunsystemstärkendem Eisen und Zink. Es enthält allerdings Harnstoffe und sollte bei Gicht und Arthritis gemieden werden.

Der Fasan stammt ursprünglich aus Mittelasien, wurde aber schon von den Römern nach Europa gebracht.

NÄHRSTOFFE Vitamine B2, B3, B6, B12; Eisen, Kalium, Zink; Protein

FASANEN-PFANNE

Für 2 Personen

2 Fasanenbrüste, ohne Haut
2 EL Sesamöl
10 Portobello-Pilze, grob gehackt
1 rote Paprika, gehackt
1 Zwiebel, fein gehackt
2 TL Tamari (Sojasauce)

Die Fasanenbrüste jeweils halbieren und bei schwacher Hitze in dem Öl anbräunen. Zwiebel, Pfeffer und Pilze in die Pfanne geben und unter Rühren 6 Minuten garen, dann die Sojasauce zugeben. Mit Vollkornreis oder Nudeln servieren.

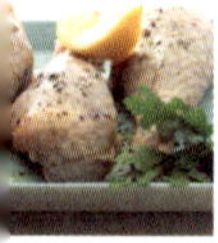

Ente

NÄHRSTOFFE Vitamin B2; Eisen, Zink; Protein

Ente ist eine gute Quelle an Vitamin B2 und schmeckt gekocht so gut wie geschmort.

Entenfleisch schmeckt kräftiger als Huhn oder Gans und ist zudem gesund und nahrhaft. Zwar hat das Fleisch viel Cholesterin, doch nur wenig gesättigte Fettsäuren. Entenfleisch ohne Haut ist magerer als Hühnchenfleisch. Es liefert dem Körper einen hohen Prozentsatz des Tagesbedarfs an immunsystemstärkendem Protein und blutbildendem Eisen. Vitamin B2 hilft dem Körper, Stress zu bewältigen, und fördert die Bildung von Antikörpern.

Die Ente wurde zuerst in China domestiziert, wo man sie wegen ihrer Eier schätzte.

MIT HONIG GLASIERTE ENTENBRUST *Für 2 Personen*

1 EL flüssiger Honig
1 EL Körnersenf
2 Entenbrüste, ohne Haut
2 Senfkohl (Pak Choi), geputzt und gehobelt
Öl zum Braten
110 g Vollkornreis, gekocht

Den Ofen auf 190 °C vorheizen. Honig und Senf zu einer Marinade verrühren, die Entenbrüste darin wenden und in eine leicht gefettete ofenfeste Form legen. Mit der restlichen Marinade übergießen und zugedeckt 20 Minuten garen. Währenddessen den Pak Choi in etwas Öl anbraten. Die Ente aus dem Ofen nehmen und ein paar Minuten stehen lassen. Mit Reis und Pak-Choi-Gemüse servieren.

078

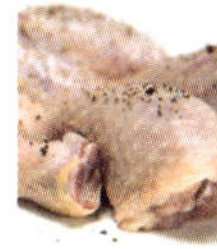

Hühnchen

Das gesunde und vielseitige Fleisch erfreut sich einer außerordentlichen Beliebtheit.

Hühnchen enthält viel Selen, ein immunsystemstärkendes Antioxidans, das allzu oft in unserer Nahrung fehlt. Es enthält außerdem die antivirale Aminosäure Lysin, die vor allem Herpesbläschen unterdrückt. Der hohe Gehalt an Vitamin B3 und B6 unterstützt das Nervensystem. Hühnchenfleisch ohne Haut ist relativ fettarm und stärkt das Wachstum und die Selbstheilung des Körpergewebes.

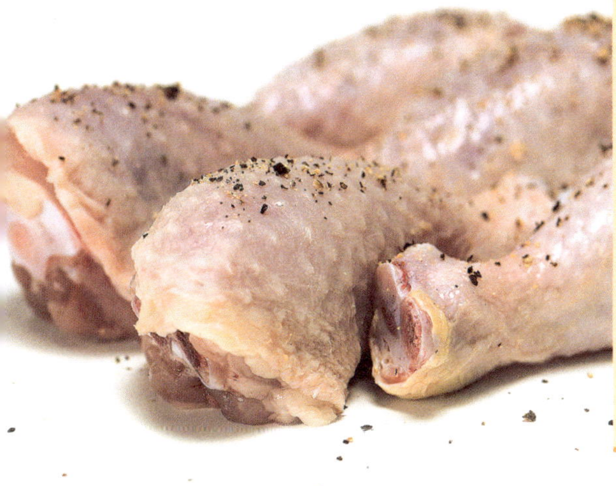

NÄHRSTOFFE Vitamine B3, B6; Kalium, Selen; Lysin; Protein

HÜHNCHEN-PFANNE MIT ORANGEN *Für 4 Personen*

3 EL Olivenöl
2 Zwiebeln, grob gehackt
8 Hühnchenschenkel, ohne Haut
1 EL Weizenmehl, gesalzen und gepfeffert
300 ml Gemüsefond
abgeriebene Schale von 1 Orange
Saft von 2 Orangen
150 ml Weißwein
5 Portobello-Pilze, gehackt

2 EL Olivenöl in einer Pfanne erhitzen und die Zwiebeln darin dünsten, beiseitestellen. Das Hühnchen in dem Mehl wenden und in dem restlichen Öl goldbraun braten. Gemüsefond, Zwiebeln, Orangensaft und -zeste sowie den Weißwein zugeben, aufkochen lassen und bei schwacher Hitze zugedeckt 25 Minuten garen. Die Pilze zugeben und noch 5 Minuten weitergaren. Mit Reis servieren.

079

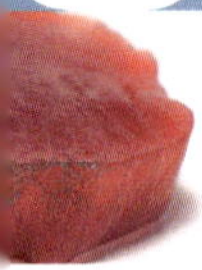

Thunfisch

NÄHRSTOFFE Vitamine B3, B6, B12, D, E; Jod, Selen; Omega-3-Fettsäuren

Der Thunfisch gehört zur Familie der Makrelen – und ist ebenso wie diese reich an gesunden Ölen und Mineralstoffen.

Thunfisch enthält Vitamin E und Selen, wichtig für die Stärkung des Immunsystems, sowie viele B-Vitamine, die den Körper mit Energie versorgen. Wie andere fetthaltige Fische ist er reich an essenziellen Omega-3-Fettsäuren, die bei der Prävention von Herzkrankheiten, Krebs und Depressionen helfen. Omega-3-Fettsäuren regulieren außerdem das Immunsystem und lindern allergische Reaktionen. Sie wirken entzündungshemmend und lindernd, zum Beispiel bei Gelenkrheuma oder Ekzemen.

Nehmen Sie stets frischen Thunfisch, denn ein großer Teil der Omega-3-Fettsäuren wird durch den Konservierungsprozess zerstört.

THUNFISCH NIÇOISE *Für 4 Personen*

Saft von 1 Zitrone
½ TL Salz
1 TL Dijonsenf
5 EL Olivenöl
1 Prise schwarzer Pfeffer
4 Thunfischsteaks
4 mittelgroße Kartoffeln, gekocht, grob gehackt
115 g grüne Bohnen
115 g gemischter Salat
4 Tomaten, geviertelt
1 Handvoll schwarze Oliven

Zitronensaft, Salz, Senf, Olivenöl und schwarzen Pfeffer verquirlen. Die Thunfischsteaks mit der Marinade übergießen und für 1 Stunde in den Kühlschrank stellen. 4–6 Minuten in der Pfanne anbraten. Das Gemüse gut mischen, mit der restlichen Vinaigrette beträufeln und mit den Thunfischsteaks servieren.

080

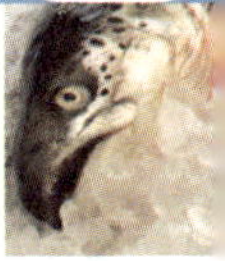

Lachs

NÄHRSTOFFE Vitamine A, B12, D, Folat; Selen; Omega-3-Fettsäuren

Lachs gehört zu den beliebtesten Speisefischen und ist eine äußerst gesunde Proteinquelle.

Omega-3-Fettsäuren, die bei Lachs in hohem Maße zu finden sind, sind wichtig für die Bildung von Phagozyten (weiße Blutkörperchen), die Viren, Bakterien und andere Fremdstoffe unschädlich machen und entzündungshemmend wirken. Sie regeln den Cholesterin- und Fettspiegel und stärken das Herz-Kreislauf-System. Lachs ist reich an Antioxidantien, darunter Vitamin A – wichtig für Blutkreislauf und Nervensystem – und Vitamin D, das die Aufnahme von Calcium beschleunigt und die Knochen stärkt, sowie Selen, ein wirksames Antioxidans, das bei der Bildung von Antikörpern mitwirkt.

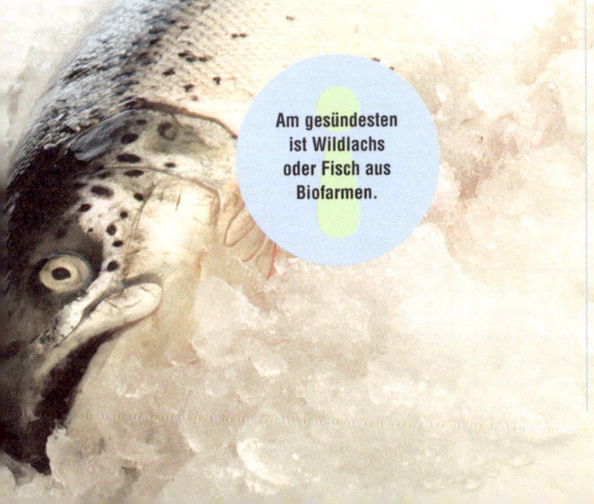

Am gesündesten ist Wildlachs oder Fisch aus Biofarmen.

LACHS-FRIKADELLEN

Für 2 Personen

2 kleine Lachsfilets, ohne Haut und Gräten
4 kleine Kartoffeln, geschält
2 EL Olivenöl
1 Zwiebel, fein gehackt
1 Ei, verquirlt
1 Handvoll frische Petersilie, gehackt

Die Lachsfilets 20 Minuten dämpfen und mit einer Gabel zerdrücken. Die Kartoffeln kochen und zu Brei zerstampfen. Die Zwiebel in 1 EL Öl dünsten. Alle Zutaten, außer dem Öl, gut mischen und zu 8 kleinen Fischfrikadellen formen. Für 1 Stunde in den Kühlschrank stellen, dann in dem restlichen Öl bei schwacher Hitze von beiden Seiten goldbraun braten.

108

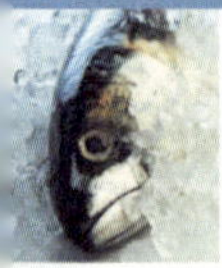

Makrele

NÄHRSTOFFE Vitamine B3, B6, B12, D; Jod, Kalium, Selen; Omega-3-Fettsäuren

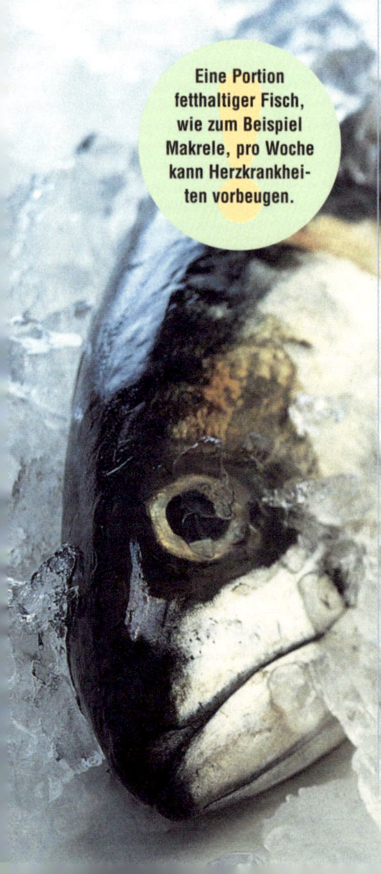

Eine Portion fetthaltiger Fisch, wie zum Beispiel Makrele, pro Woche kann Herzkrankheiten vorbeugen.

Mit einem Fettanteil von zwölf Prozent gehört die Makrele zu den gesündesten Speisefischen.

Makrelen sind eine exzellente Quelle an Omega-3-Fettsäuren, die den Cholesterinspiegel senken und laut wissenschaftlichen Untersuchungen vor Krebs und Depressionen schützen. Darüber hinaus sind sie wichtig für gesunde Haut und Gelenke. Makrelen enthalten außerdem Vitamin B6, das im Körper zu wichtigen immunsystemstärkenden Aminosäuren umgewandelt wird, und sind eine der wenigen natürlichen Quellen des für den Knochenbau wichtigen Vitamin D. Makrelen sind außerdem reich an Selen, einem immunsystemstärkenden Antioxidans.

MAKRELE MIT FENCHELSALAT *Für 4 Personen*

2 Fenchelknollen, grob gehackt
1 EL Olivenöl
4 Knoblauchzehen
4 Orangen, geschält, grob gehackt
4 frische Makrelen, filetiert

Den Ofen auf 200 °C vorheizen. Fenchel und Knoblauch auf ein Backblech legen, mit Olivenöl beträufeln und 15 Minuten im Ofen garen. Die Orangenscheiben dazulegen und noch einmal 5 Minuten garen. Die Makrelen in dem restlichen Olivenöl 5 Minuten braten, zu dem Röstgemüse geben, 2 Minuten umrühren und sofort servieren.

082

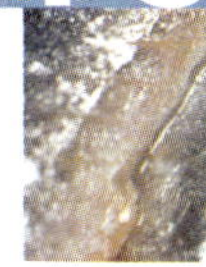

Sardellen

Die kleinen Fische sind wichtige Quellen an Protein und Omega-3-Fettsäuren.

Sardellen oder Anchovis sind reich an Omega-3-Fettsäuren, die im Körper zu den für das Funktionieren des Immunsystems wichtigen Prostaglandinen umgewandelt werden. Diese lindern Entzündungen, senken den Cholesterinspiegel und wirken stimmungshebend. Sardellen sind einer der besten Lieferanten von Vitamin D, das den Knochenbau stärkt und die Aktivität des Immunsystems bei Bedarf einschränken kann. Daneben enthalten Sardellen viel energiespendendes Protein und B-Vitamine.

NÄHRSTOFFE Vitamine B2, B3, D; Calcium, Eisen, Phosphor; Omega-3-Fettsäuren; Protein

Sardellen sind reich an blutbildendem und durchblutungsförderndem Eisen.

SARDELLEN-SANDWICHES *Für 4 Personen*

4 Scheiben Roggenvollkornbrot
1 Knoblauchzehe, zerdrückt
2 EL Olivenöl
Meersalz und schwarzer Pfeffer
100 g Kirschtomaten, grob gehackt
55 g Sardellenfilets in Olivenöl, abgetropft

Das Brot von beiden Seiten goldbraun rösten. Inzwischen Knoblauch und Olivenöl verquirlen, den Toast damit bestreichen und mit Tomaten und Sardellen belegen.

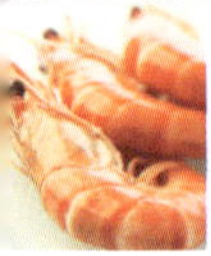

C O

Garnelen

NÄHRSTOFFE Vitamine B3, B12; Calcium, Jod, Kalium, Magnesium, Phosphor, Selen, Zink; Protein

Garnelen gehören zweifellos zu den beliebtesten Krustentieren und sind reich an immunsystemstärkenden Nährstoffen.

Garnelen enthalten sehr viele lebenswichtige Wirkstoffe, darunter Zink, das bei der Bildung von krebshemmenden Enzymen mitwirkt, sowie Selen, ein Antioxidans, das die Bildung von Antikörpern sowie die Funktion der weißen Blutkörperchen unterstützt. Garnelen sind außerordentlich gute Proteinlieferanten und haben somit eine positive Wirkung auf den Energiehaushalt und ein gesundes Körpergewebe.

GARNELEN MIT PFEFFERSAUCE *Für 4 Personen*

4 rote Paprika, entkernt und gehackt
1 Tomate, gehackt
2 Knoblauchzehen, zerdrückt
2 EL frische Petersilie, gehackt
1 EL Weißweinessig
800 g Garnelen, gekocht
1 Eisbergsalat

Die Paprika auf ein Backblech legen und im Ofen 10 Minuten garen. Paprika, Tomate, Knoblauch, Petersilie und Essig mischen. Den Salat grob hacken und auf 4 Teller verteilen. Die Garnelen auslösen und mit der Gemüsemischung auf dem Salat anrichten.

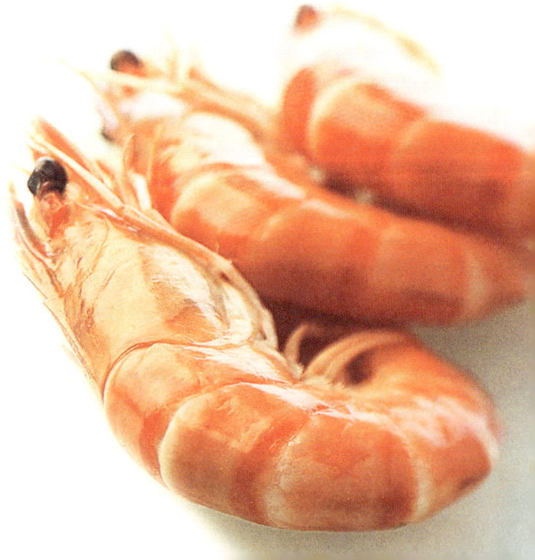

084

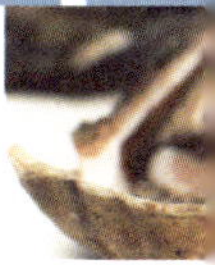

Austern

Ob man sie nun liebt oder verabscheut – Austern sind überaus reich an Mineralstoffen.

Austern sind außerordentlich reich an zwei lebenswichtigen Mineralstoffen: Zink und Selen. Diese sind für den Ruf der Austern als Aphrodisiakum verantwortlich; vor allem Zink ist neben der Stärkung der Widerstandskraft auch für die Gesundheit der Fortpflanzungsorgane zuständig. Austern enthalten außerdem Vitamin E und Omega-3-Fettsäuren – wichtig für ein gesundes Herz –, B-Vitamine, die die Hirnfunktion stärken, sowie Vitamin D, wichtig für Zähne und Knochenbau.

Es dauert mindestens drei Jahre, bis Austern geerntet werden können.

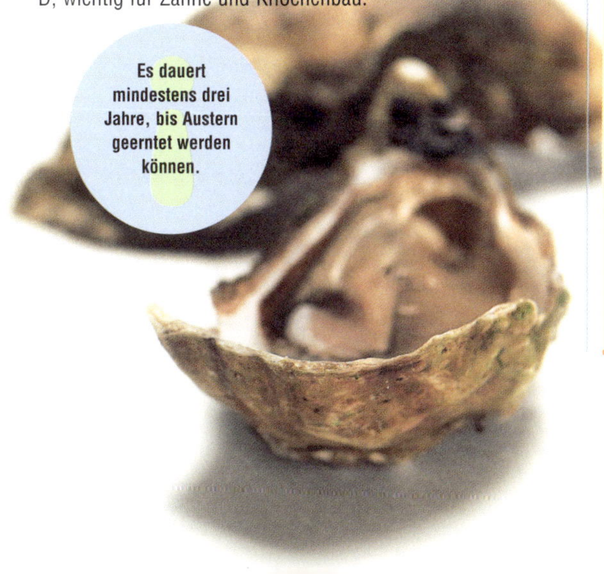

NÄHRSTOFFE Vitamine B3, B12, D, E; Calcium, Magnesium, Selen, Zink; Omega-3-Fettsäuren

GEBRATENE AUSTERN

Für 4 Personen

16 Austern
4 EL Haferflocken
frisch gemahlener schwarzer Pfeffer
55 g Butter
Saft von 1 Zitrone

Die Austern aus den Schalen lösen und auf Küchenpapier abtropfen lassen. Die Haferflocken mit dem Pfeffer mischen, die Austern darin panieren und in der Butter 2 Minuten auf jeder Seite braten. Mit Zitronensaft beträufelt servieren.

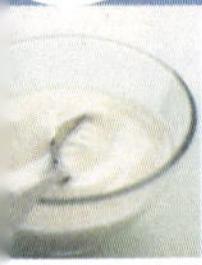

Bio-Joghurt

NÄHRSTOFFE Vitamine B2, B12; Calcium, Kalium, Magnesium, Phosphor; Bakterienkulturen

Naturjoghurt enthält keinen Zucker und vor allem keine künstlichen Süßstoffe.

Bio-Joghurt ist unentbehrlich für ein gesundes Abwehrsystem.

Bio-Joghurt hat einen hohen Anteil an rechtsdrehender Milchsäure sowie nützliche Milchsäurebakterien wie *Lactobacillus acidophilus*. Diese sind für eine gesunde Darmflora unentbehrlich, da sie die Aufnahme der Nährstoffe beschleunigen. Durch die Einwirkung von Stress, Antibiotika und schlechter Ernährung jedoch herrscht nur allzu oft Mangel an ihnen. Eine Portion Bio-Joghurt täglich kann das natürliche Gleichgewicht wiederherstellen und dadurch das Immunsystem des Körpers stärken. Joghurt enthält außerdem Calcium und wird oft auch von Menschen vertragen, die Milch nur schwer verdauen können.

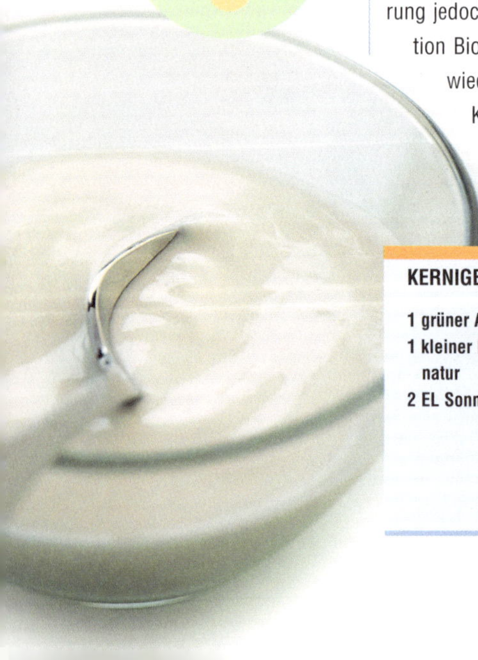

KERNIGER APFEL-JOGHURT *Für 1 Person*

- **1 grüner Apfel**
- **1 kleiner Becher Bio-Joghurt natur**
- **2 EL Sonnenblumenkerne**

Den Apfel in Würfel schneiden, mit dem Joghurt übergießen und mit den Sonnenblumenkernen servieren. Zum Frühstück oder als Zwischenmahlzeit servieren.

080

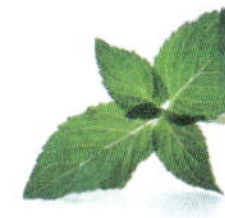

Pfefferminze

Die stark aromatische Minze-Art hilft bei Grippe und Erkältungen.

NÄHRSTOFFE Vitamine B2, B3, C, E, Betacarotin, Folat; Calcium, Eisen, Magnesium; ätherische Öle

Pfefferminze enthält Menthol, ein ätherisches Öl, das bei Erkältungen schleimlösend wirkt und die Atemwege befreit. Pfefferminze regt die Produktion von Magensäure an und fördert dadurch die Verdauung. Sie wirkt beruhigend und entzündungshemmend und enthält außerdem blutbildendes Eisen sowie Calcium, das wichtig für Zähne und Knochenbau ist.

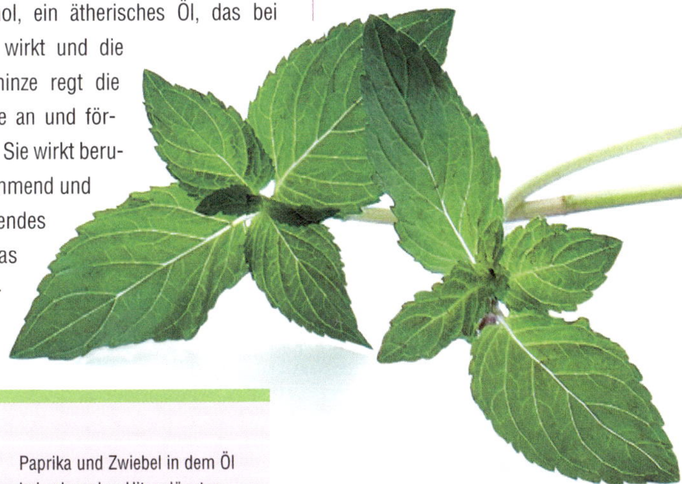

PIPERADE *Für 1 Person*

- **1 gelbe Paprika, entkernt und grob gehackt**
- **1 Zwiebel, grob gehackt**
- **3 EL Olivenöl**
- **2 Tomaten, grob gehackt**
- **1 Prise Cayennepfeffer**
- **1 EL frische Minze, fein gehackt**
- **1 Ei**

Paprika und Zwiebel in dem Öl bei schwacher Hitze dünsten, bis die Zwiebel Farbe annimmt. Tomaten, Cayennepfeffer und Minze zugeben, 2 Minuten unter Rühren weiter dünsten. Das Ei über das Gemüse schlagen und nach Geschmack garen. Sofort servieren.

Menthol sorgt für frischen Atem – kauen Sie nach dem Essen einmal ein frisches Minzeblatt!

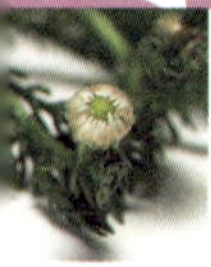

Kamille

NÄHRSTOFFE Flavonoide, Tannin, Cumarin, Valeriansäure

BERUHIGENDE TEEMISCHUNG *Für 1 Tasse*

2 TL getrocknete Kamille
1 TL getrockneter Baldrian
1 TL Passionsfruchtblätter
Honig, zum Abschmecken

Die Kräutermischung in die vorgewärmte Teekanne geben und mit 1 Tasse kochendem Wasser übergießen. 10 Minuten ziehen lassen und nach Belieben süßen.

Kamille ist eines der beliebtesten Heilkräuter und wird seit jeher zur Beruhigung der Nerven angewandt.

Kamille enthält Flavonoide, Antioxidantien, die freie Radikale binden und so gegen Infektionen und Krankheiten schützen. Ein Flavonoid, das Quercetin, wirkt entzündungshemmend, beruhigt den Magen-Darm-Trakt und stärkt dadurch die Abwehrkräfte. Kamille ist ein mildes Sedativum – Kamillentee beruhigt die Nerven und erleichtert das Einschlafen.

Abgekühlte gebrauchte Kamillenteebeutel wirken abschwellend und beruhigend bei müden und entzündeten Augen.

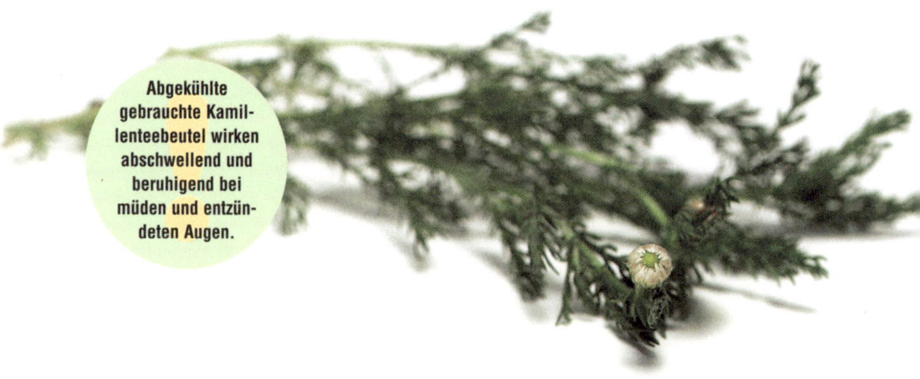

080

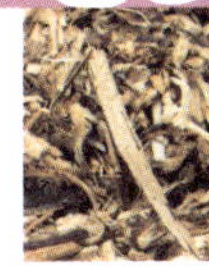

Echinacea

Echinacea gehört zu den wirksamsten immunsystemstärkenden Kräutern.

Echinacea ist bekannt für seine Wirksamkeit gegen Erkältungen und andere Krankheiten. Sie enthält den Pflanzenstoff Echinacin, der Mikroben daran hindert, sich in den Zellen einzunisten, sowie Echinacoside – Glycoside (zuckerähnliche Inhaltsstoffe), die eine natürliche antibiotische Wirkung ausüben. Echinacea bekämpft zudem Pilzinfektionen, stärkt die Abwehrkräfte und lindert allergische Reaktionen.

NÄHRSTOFFE Echinacin, Glycoside, ätherische Öle

ECHINACEA-BRENNNESSEL-TEE *Für 1 Tasse*

2 TL Brennnesselblätter, gehackt
1 TL Echinacea
1 TL Labkraut
1 TL Thymian
1 TL Borretsch
1 TL Süßholz, geraspelt

Die Kräutermischung in die vorgewärmte Teekanne geben und mit 1 Tasse kochendem Wasser übergießen. 10 Minuten ziehen lassen und nach Belieben süßen.

Besonders im Winter ist die abwehrstärkende Wirkung der Echinacea wertvoll.

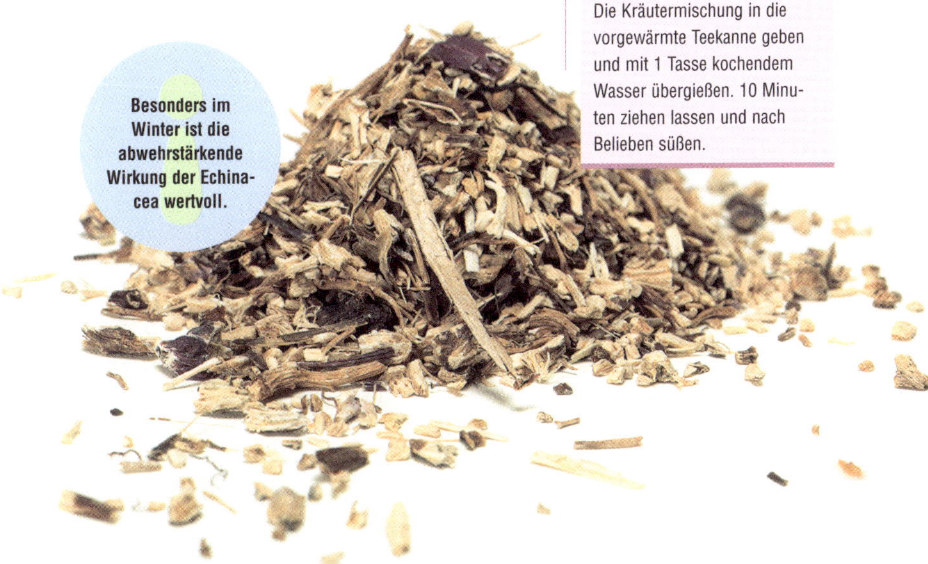

089

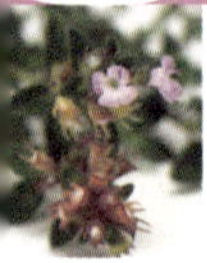

Thymian

NÄHRSTOFFE Betacarotin; Calcium, Magnesium, Mangan; Flavonoide; ätherische Öle

Das gesunde aromatische Kraut stammt ursprünglich aus dem Mittelmeerraum.

Thymian ist reich an Thymol, einem antiseptisch wirkenden ätherischen Öl, das besonders den Atemwegen zugutekommt und die Symptome von Bronchitis, Mandelentzündung, Keuchhusten und sogar Asthma lindern kann. Das Öl wirkt außerdem krampflösend und hilft bei Blähungen und Reizdarmsyndrom. Seine antifungalen Wirkstoffe schützen vor Pilzinfektionen, wie zum Beispiel Kandidose.

THYMIAN-HÜHNCHEN

Für 4 Personen

4 Hühnchenbrüste ohne Haut, halbiert
8 Stängel frischer Thymian
1 Zitrone, geviertelt
1 EL Olivenöl

Den Ofen auf 200 °C vorheizen. In jede Hühnchenbrust jeweils 1 Thymianzweig und 1 Scheibe Zitrone hineinstecken. Das Fleisch auf ein Backblech legen, mit dem Öl beträufeln und 30 Minuten garen. Mit Reis oder Kartoffeln servieren.

Thymian ist ein Bestandteil der „Herbes de Provence“ und kann auch als Tee getrunken werden.

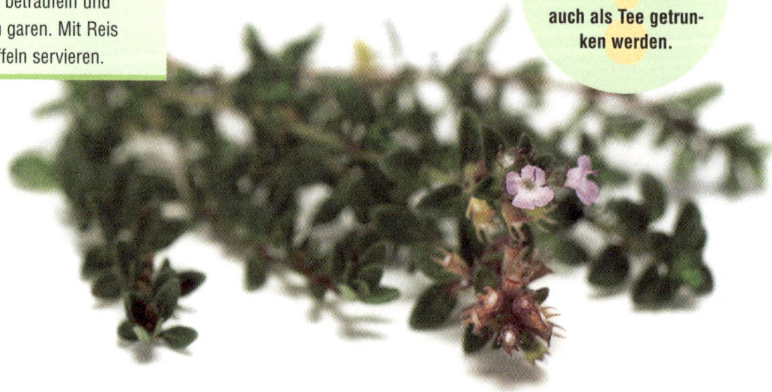

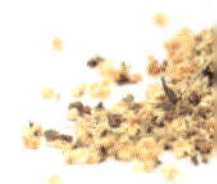

Holunder

Die Blütendolden des Holunders sind ein traditionelles Hausmittel gegen Husten, Erkältungen und Heuschnupfen.

Holunder enthält kreislaufstärkende Flavonoide, darunter Rutin, das das Kapillarsystem stärkt, sowie Cholin, ein B-Vitamin, das die Hirnfunktion verbessern soll. Glycoside (zuckerähnliche Pflanzenstoffe) wirken antibiotisch. Holunder ist schweißtreibend und wirkt dadurch entgiftend und stärkt die Abwehrkräfte. Er wird traditionell zur Linderung von Gicht und Allergien angewandt.

Holunder enthält katarrhlösende Substanzen.

NÄHRSTOFFE Vitamin C, Flavonoide; Cholin; Glycoside; Omega-3-Fettsäuren und Omega-6-Fettsäuren (Spuren); Pektin; Tannin; ätherische Öle

HOLUNDERBLÜTEN-TRUNK

Für 1 Tasse

100 ml kochendes Wasser
1 TL Honig
1 frische Holunderblütendolde
1 Limettenscheibe
Eiswürfel

Holunderblüten und Limettenscheibe mit dem kochenden Wasser übergießen und den Honig zugeben. Zugedeckt abkühlen lassen, dann durch ein Teesieb in ein Glas abgießen und mit Eis servieren.

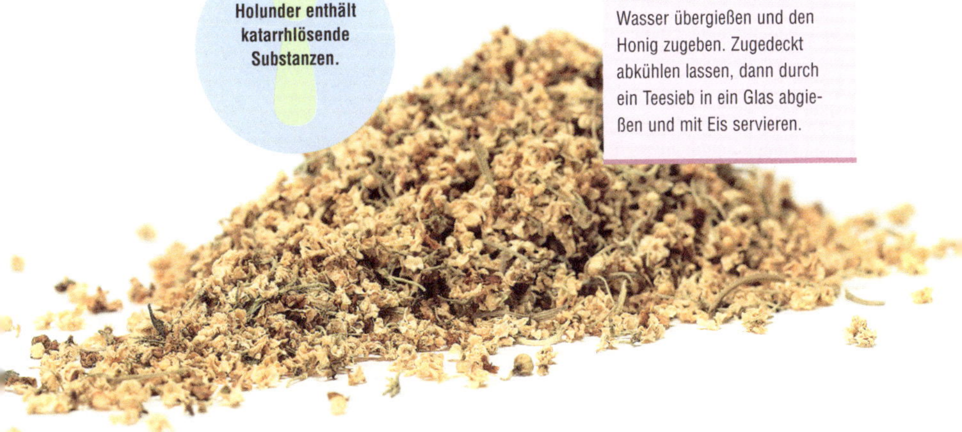

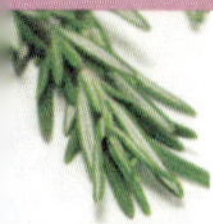

Rosmarin

NÄHRSTOFFE Betacarotin; Calcium, Eisen, Magnesium; Saponine; Flavonoide, ätherische Öle

BERUHIGENDER ROSMARINTEE *Für 1 Tasse*

1 TL Rosmarin
1 TL Majoran
1 TL Mutterkraut
1 TL Pfefferminze

Die Kräutermischung in die vorgewärmte Teekanne geben und mit 1 Tasse kochendem Wasser übergießen. 10 Minuten ziehen lassen und nach Belieben süßen.

Der Rosmarin stammt aus dem Mittelmeergebiet. Er ist reich an ätherischen Ölen.

Der duftende Rosmarin ist beliebt wegen seiner kreislaufstärkenden Wirkung. Zudem enthält er kapillarstärkende Flavonoide. Rosmarin wird als Herztonikum verwendet, wirkt verdauungsfördernd und ist reich an ätherischen Ölen, deren antibakterielle Wirkung ihn zu einem beliebten Hausmittel gegen Erkältung machen. Mineralstoffe, darunter Eisen, stärken das Immunsystem. Sein hoher Anteil an Saponinen übt eine entgiftende Wirkung aus.

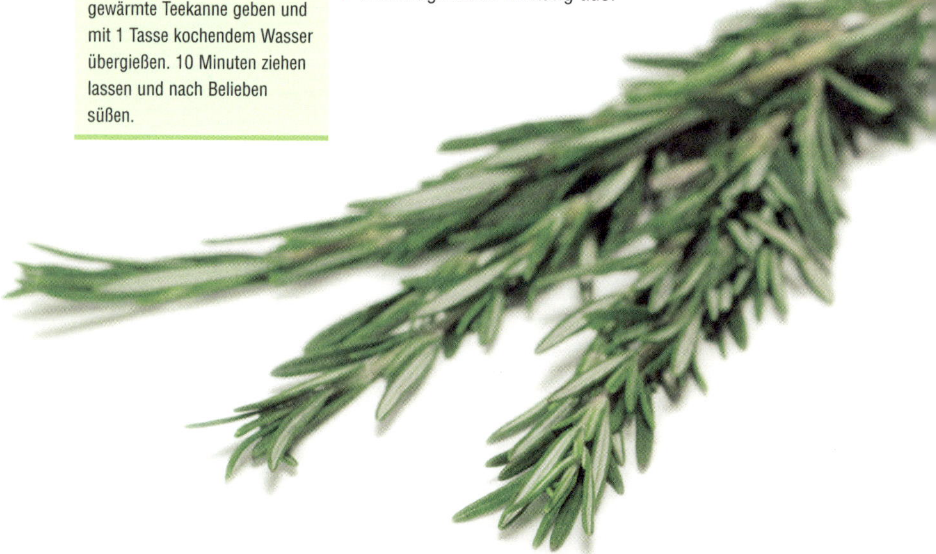

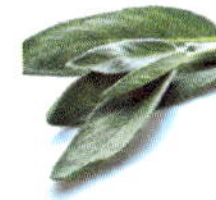

Salbei

Der aromatische Salbei gehört ebenfalls zu den traditionellen Hausmitteln.

Salbei wirkt antibakteriell und schleimlösend und ist daher ein wirksames Mittel gegen Erkältungskrankheiten. Seine antiseptische Wirkung hilft bei Zahnfleischentzündungen; bei Halsschmerzen sorgt schon eine Tasse Salbeitee für Linderung. Salbeitee wirkt außerdem krampflösend bei Verdauungsbeschwerden und Blähungen: 1 TL getrocknete Blätter mit abgekochtem, abgekühltem Wasser übergießen und 15 Minuten ziehen lassen.

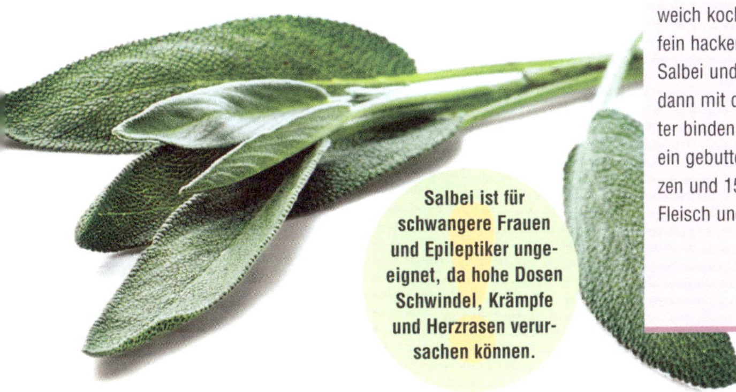

Salbei ist für schwangere Frauen und Epileptiker ungeeignet, da hohe Dosen Schwindel, Krämpfe und Herzrasen verursachen können.

NÄHRSTOFFE Betacarotin; Calcium, Magnesium; Flavonoide; Tannin, Saponine; ätherische Öle

EINFACHE SALBEIFÜLLUNG *Für 4 Personen*

225 g Zwiebeln
115 g Semmelbrösel
1 TL Salbei
schwarzer Pfeffer
25 g Butter, zerlassen

Den Ofen auf 200 °C vorheizen. Die Zwiebeln vierteln, in kochendes Wasser geben und weich kochen, abgießen und fein hacken. Mit Semmelbrösel, Salbei und Pfeffer mischen, dann mit der zerlassenen Butter binden. Häufchenweise auf ein gebuttertes Backblech setzen und 15 Minuten backen. Zu Fleisch und Gemüse servieren.

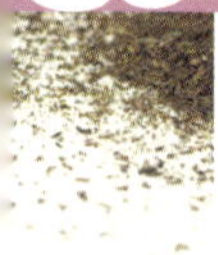

*Grüner Tee

NÄHRSTOFFE Vitamin C; Flavonoide

Grüner Tee ist bekömmlicher als schwarzer Tee und daher als Gesundheitstonikum bekannt.

Grüner Tee wird wie schwarzer Tee aus den Blättern des Teestrauchs, *Camellia sinensis,* gewonnen, doch er durchläuft einen anderen Herstellungsprozess. Dabei bleiben wichtige Inhaltsstoffe erhalten. Er gedeiht in Hochländern mit warmem, feuchtem Klima, vor allem Japan und Indien; China jedoch ist der weltgrößte Teeproduzent. Die Heilkraft des grünen Tees ist dort seit über 4000 Jahren bekannt.

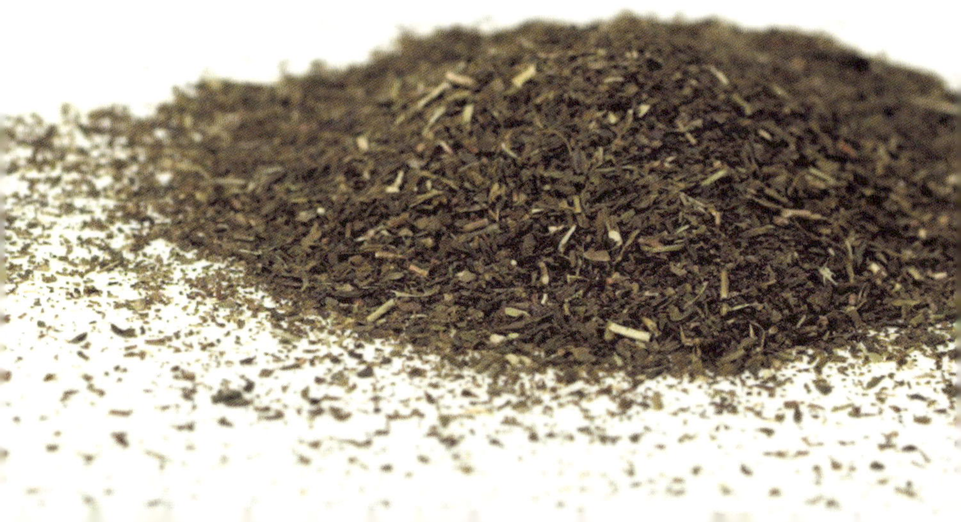

GRÜNER TEE ALS FITMACHER

Grüner Tee ist sehr reich an Polyphenolen, darunter die krebshemmenden Catechine – antioxidante Flavonoide, die freie Radikale neutralisieren und dadurch Krankheiten vorbeugen. Grüner Tee wirkt außerdem entzündungshemmend und kann Allergieschübe wie Asthma verhindern. Er senkt den Blutdruck und den Cholesterinspiegel und unterdrückt Arterienverkalkung, wodurch er Herzkrankheiten und Schlaganfällen vorbeugt. Seine antibakterielle Wirkung hemmt Karies und Parodontose.

GRÜNEN TEE ZUBEREITEN

Grüner Tee soll stark getrunken werden – lassen Sie ihn mindestens fünf Minuten ziehen. Viele Menschen lehnen jedoch die Bitterkeit des starken grünen Tees ab und trinken ihn in etwas schwächerer Konzentration. Man bekommt grünen Tee lose oder als Teebeutel, in verschiedenen Geschmacksrichtungen wie zum Beispiel Zitrone, Apfel, Pfefferminze (verdauungsfördernd) oder Ginkgo biloba (zur Anregung der Hirnfunktion). Wählen Sie „Gunpowder“-Tee der besten Qualität, wenn möglich aus biologischem Anbau, und trinken Sie ihn ohne Milch, nach Belieben mit etwas Honig oder Zitrone.

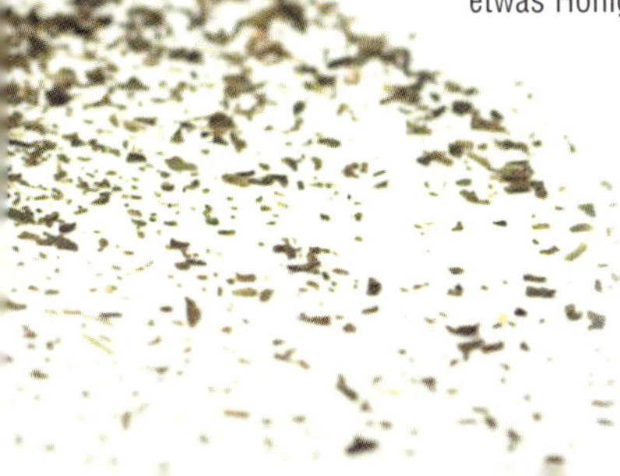

WISSENSWERTES ÜBER GRÜNEN TEE

- Obwohl grüner Tee weniger Koffein als schwarzer Tee enthält, wirkt er trotzdem anregend und sollte nicht bei Nervosität oder kurz vor dem Schlafengehen getrunken werden.
- Die Griechen nannten Tee „das himmlische Blatt“ und tranken ihn bei Atemwegserkrankungen.
- Grüner Tee neutralisiert freie Radikale und verzögert dadurch den Alterungsprozess.

MAROKKANISCHER PFEFFERMINZTEE *Für 4 Tassen*

2 EL grüner „Gunpowder“-Tee
1 l kochendes Wasser
1 Bund frische Minze
brauner Zucker, zum Süßen

Den Tee mit kochendem Wasser übergießen und 3 Minuten ziehen lassen. Frische Minzeblätter zugeben und noch einmal 5 Minuten ziehen lassen. Leicht mit Zucker gesüßt und mit ein paar frischen Minzeblättern garniert servieren.

094

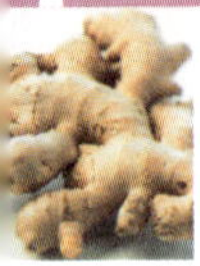

Ingwer

NÄHRSTOFFE Phenole, ätherische Öle

INGWER-TOFU-PFANNE

Für 4 Personen

6 Knoblauchzehen, zerdrückt
10-cm-Stück Ingwer, gerieben
1 Paket fester Tofu, gewürfelt
Sojasauce
Cayennepfeffer
4 EL Olivenöl
1 Brokkoli, in Röschen
1 grüne Paprika, entkernt und gehackt
400 g Sojabohnensprossen
100 g Mandelsplitter

Knoblauch, Ingwer, Cayennepfeffer und Tofu mischen und mit reichlich Sojasauce beträufeln. 10 Minuten zugedeckt ziehen lassen. Das Öl in einem Wok erhitzen und den marinierten Tofu, das Gemüse und die Sprossen darin unter Rühren knackig garen. Die Mandelsplitter zugeben, gut mischen, dann vom Herd nehmen und sofort servieren.

Der aus Indien und China stammende Ingwer ist eines der wichtigsten pflanzlichen Heilmittel gegen Grippe und Erkältung.

Ingwer ist sowohl ein pflanzliches Heilmittel als auch ein beliebtes Küchengewürz. Er hat kreislaufanregende Wirkung und hilft bei der Ausscheidung von Toxinen. Seine ätherischen Öle wirken antiseptisch und schleimlösend und sind daher wirksam gegen Erkältungen der Atemwege – übergießen Sie dafür etwas frisch geriebenen Ingwer mit heißem Wasser. Untersuchungen belegen, dass Ingwer gegen Verdauungsbeschwerden und bei Übelkeit, zum Beispiel auf Reisen oder während der Schwangerschaft, hilft.

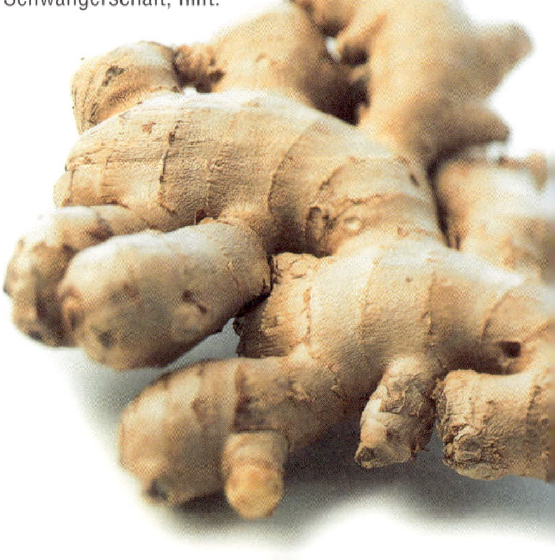

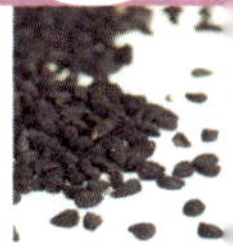

Schwarzkümmel

Schwarzkümmel ist eine traditionelle asiatische Arznei gegen Erkrankungen des Magen-Darm-Trakts.

Schwarzkümmel wird in Asien schon seit jeher als Naturheilmittel geschätzt. Wissenschaftliche Studien belegen, dass er antibakteriell und antiviral wirkt und dem Verdauungssystem nach Lebensmittelvergiftungen wieder auf die Sprünge hilft. Seine essenziellen Fettsäuren stärken das Immunsystem und lindern allergische Reaktionen, während die ätherischen Öle Krebserkrankungen vorbeugen. Schwarzkümmel wirkt außerdem schleimlösend bei Erkältungen der Atemwege.

NÄHRSTOFFE Vitamine B1, B2; Kalium, Mangan; Omega-3-Fettsäuren und Omega-6-Fettsäuren; ätherische Öle

GEWÜRZTEE *Für 1 Tasse*

1 EL Schwarzkümmelsamen
1 TL Manuka-Honig
kochendes Wasser

Samen und Honig in eine Tasse geben und unter Rühren mit kochendem Wasser übergießen. Zugedeckt 10 Minuten ziehen lassen, vor dem Trinken die Samen abseihen.

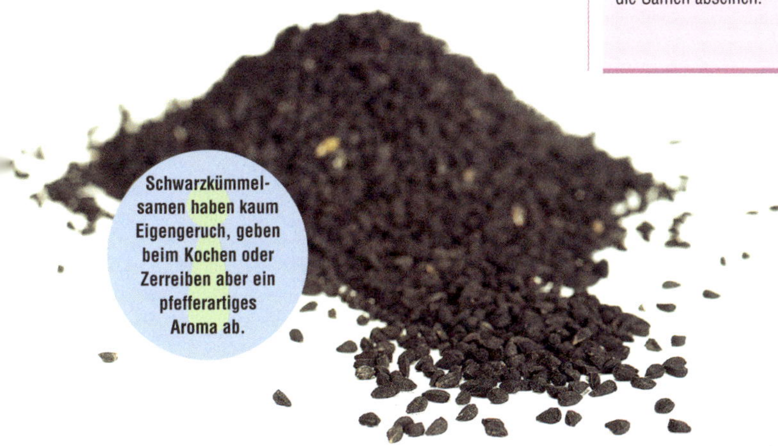

Schwarzkümmelsamen haben kaum Eigengeruch, geben beim Kochen oder Zerreiben aber ein pfefferartiges Aroma ab.

960

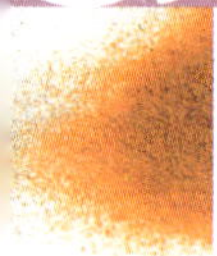

Kurkuma

NÄHRSTOFFE Vitamin B3; Calcium, Eisen; Curcumin

Kurkuma wird oft als Alternative zu Safran verwendet, hat jedoch ganz eigene Qualitäten.

Kurkuma enthält Curcumin, ein Antioxidans, das krebs- und entzündungshemmend wirkt und gegen Autoimmunstörungen wie Gelenkrheumatismus und Allergien eingesetzt werden kann. Curcumin verhindert die Bildung von Fettablagerungen in den Arterien und kann dadurch Herzkrankheiten und möglicherweise auch Alzheimer vorbeugen. Kurkuma werden auch krebsvorbeugende Eigenschaften nachgesagt.

WÜRZIGER REIS

Für 4 Personen

400 g Basmati-Reis
3 EL Pinienkerne
3 EL Olivenöl
2 große Zwiebeln, fein gehackt
3 EL Rosinen
½ TL Kurkuma

Den Reis 1 Stunde in Wasser einweichen, dann abseihen. Die Pinienkerne in dem Öl rösten, dann die Zwiebeln zugeben und dünsten. Rosinen, Reis und Kurkuma unter Rühren zugeben und mit Wasser aufgießen, bis alles bedeckt ist. Aufkochen lassen, dann bei schwacher Hitze ziehen lassen, bis der Reis das Wasser aufgenommen hat. Nach und nach mehr Wasser zugeben, bis der Reis gar ist (etwa 20 Minuten). Sofort servieren.

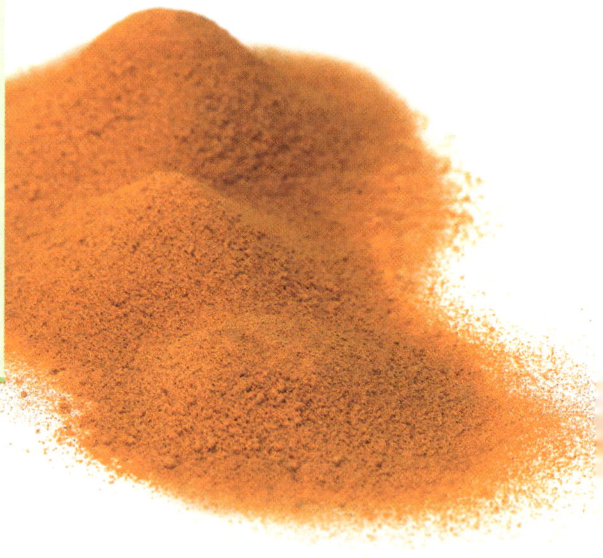

097

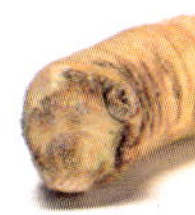

Meerrettich

Der kreislaufstärkende und entzündungshemmende Meerrettich ist eng mit dem Senf verwandt.

Die krampflösende Wirkung des Meerrettichs regt die Gallenbildung an und ist besonders effektiv bei Stirnhöhlenvereiterung. Er bringt Kreislauf und Verdauung buchstäblich auf Trab. Aufgrund seiner antibakteriellen Eigenschaften in Verbindung mit der schleimlösenden Wirkung der ätherischen Öle wird Meerrettich gegen Erkältungen angewandt. Er enthält außerdem das immunsystemstärkende Vitamin C.

NÄHRSTOFFE Vitamin C; Calcium, Magnesium, Phosphor; ätherische Öle

Bei Schilddrüsenunterfunktion sollte man Meerrettich besser meiden.

APFEL-MEERRETTICH-SAUCE *Ergibt 1 kleine Schüssel*

2 Äpfel, geschält, gerieben
2 EL frischer Meerrettich, gerieben
Saft von 1 Zitrone
1 TL Salz
2 TL frische Minze, gehackt
200 ml Crème fraîche oder Frischkäse

Alle Zutaten gut mischen und für 1 Stunde in den Kühlschrank stellen. Zu Fleischgerichten oder Gemüse servieren.

098

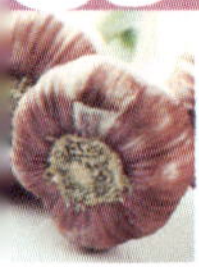

Knoblauch

NÄHRSTOFFE Vitamin B6; Eisen, Magnesium, Phosphor, Selen, Zink; Aminosäuren, ätherische Öle

Der gesunde und aromatische Knoblauch fehlt in fast keiner Küche.

Die Zwiebelpflanze stammt vermutlich aus Zentralasien. Knoblauch war schon den alten Ägyptern und Griechen bekannt, die ihn nicht nur wegen seiner kulinarischen Qualitäten schätzten, sondern auch in religiösen Ritualen einsetzten. Er ist ein traditionelles Heilmittel gegen Erkrankungen des Magen-Darm-Trakts und der Atemwege.

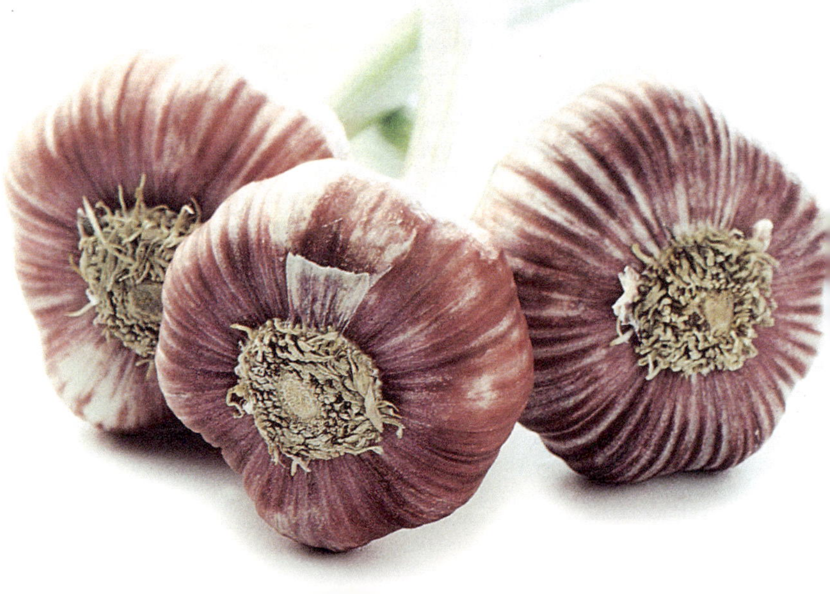

KNOBLAUCH ALS FITMACHER

Knoblauch regt die Bildung der weißen Blutkörperchen an, die Viren, Bakterien und Toxine im Körper unschädlich machen. Im Verbund mit seiner antifungalen Wirkung ist Knoblauch damit ein wirksames Breitspektrum-Heilmittel, zum Beispiel gegen Pilzinfektionen, Lebensmittelvergiftungen und Erkältungen. Knoblauch wirkt herzstärkend und senkt den Cholesterinspiegel. Sein Wirkstoff Allicin, ein ätherisches Öl, soll Krebserkrankungen vorbeugen. Knoblauch enthält antioxidante Aminosäuren, die ihrerseits die Widerstandskräfte stärken.

KNOBLAUCH ZUBEREITEN

Knoblauch gibt praktisch allen herzhaften Gerichten den gewissen Pfiff – rechnen Sie eine Knoblauchzehe pro Person. Er verfeinert Gemüsepfannen, Aufläufe und Saucen und schmeckt lecker in Salaten und Dressings. Er ist auch als medizinisches Präparat erhältlich.

TOMATENSALAT MIT BASILIKUM UND KNOBLAUCH

Für 4 Personen

800 g große reife Tomaten, grob gehackt
4 EL frisches Basilikum, grob gehackt
2 Knoblauchzehen, fein gehackt
6 EL Olivenöl
2 EL Balsamico-Essig
Meersalz und Pfeffer

Die Tomaten auf einer Servierplatte anrichten und mit den restlichen Zutaten würzen. Sofort servieren.

WISSENSWERTES ÜBER KNOBLAUCH

- Wer wegen erhöhten Blutdrucks behandelt wird, sollte nicht zu viel Knoblauch essen, da dieser die Wirkung der Medikamente verstärken kann.
- Frische Petersilie kann Knoblauch-Atem neutralisieren oder zumindest mildern.
- Die im Knoblauch enthaltenen Schwefelverbindungen können Magengeschwüre verschlimmern.
- Knoblauch sollte an einem kühlen, trockenen Ort aufbewahrt werden. Bei hoher Luftfeuchtigkeit beginnt er schnell zu keimen, und bei zu trockener Luft trocknet er völlig aus.

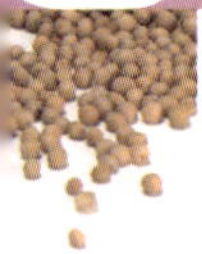

Senf

Mustum ardens bedeutet „brennender Most" – man kann sich vorstellen, warum!

NÄHRSTOFFE Vitamine B1, B2, B3, Carotinoide; Calcium, Eisen, Magnesium, Zink; ätherische Öle

Die ätherischen Öle des Senfs sind wirksam bei der Bekämpfung von Erkältungskrankheiten. Sie wirken kreislaufanregend und schweißtreibend und unterstützen dadurch das Ausschwemmen von Toxinen aus dem Körper. Senf enthält außerdem das blutbildende Eisen, das antioxidante Zink sowie B-Vitamine, die für Energie sorgen.

Senfsamen enthalten Reizstoffe und sollten deshalb nicht in allzu großen Mengen verwendet werden.

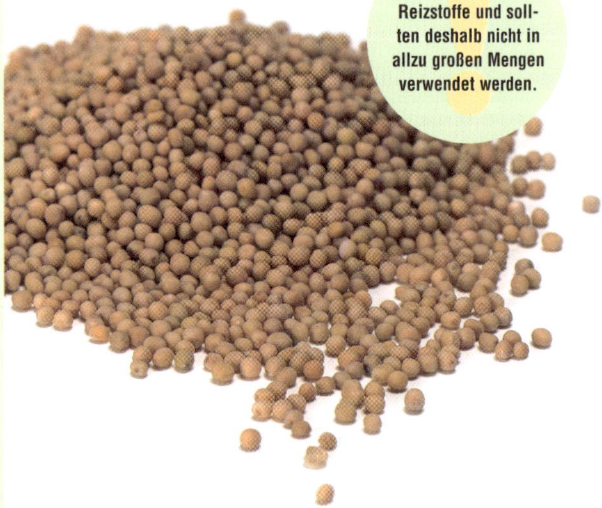

MASALA-HÜHNCHEN

Für 4 Personen

2 EL Ghee (geklärte Butter)
2 Zwiebeln, grob gehackt
2 TL frischer Ingwer, gerieben
2 Knoblauchzehen, zerdrückt
1 TL schwarze Senfsamen
1 rote Chili, entkernt und fein gehackt
2 TL Garam Masala
2 TL Sternanis
4 Hühnchenbrüste
250 ml Wasser
125 ml Kokosmilch
1 EL frischer Koriander, gehackt

Ghee im Wok erhitzen und Zwiebeln, Ingwer und Knoblauch darin 2 Minuten dünsten. Samen, Chili und Gewürze zugeben und 3 Minuten unter Rühren erhitzen. Hühnchenfleisch und Wasser zugeben und ziehen lassen, bis das Wasser verdampft ist. Mit Kokosmilch und Koriander würzen, gut mischen und sofort servieren.

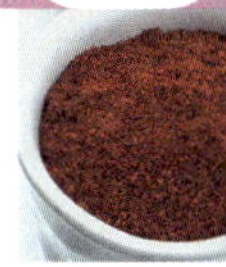

Cayennepfeffer

Cayennepfeffer besteht aus fein gemahlenen Chilischoten und verfügt daher über dieselben Eigenschaften wie Chillies.

Er regt den Kreislauf an, indem er die Blutgefäße erweitert und die Sauerstoffzufuhr verbessert. Cayennepfeffer und Chili sind somit wirksame Mittel gegen Müdigkeit und Niedergeschlagenheit und wirken positiv bei der Rekonvaleszenz nach Viruserkrankungen. Die antibakterielle Wirkung hilft bei Erkältungen; seine Antioxidantien neutralisieren schädliche freie Radikale.

NÄHRSTOFFE Vitamin B3, Carotinoide; Calcium, Eisen, Magnesium; Flavonoide; ätherische Öle

Bei Gastritis, Magengeschwüren oder zu hohem Blutdruck sollte man Cayennepfeffer meiden.

PIKANTE HÜHNCHENBRUST *Für 4 Personen*

1 TL Cayennepfeffer
1 TL Chilischoten, fein gehackt
Saft und abgeriebene Schale von 1 Limette
1 EL Honig
1 EL Oregano
1 EL Basilikum
4 Hühnchenbrüste
125 g Crème fraîche

Cayennepfeffer, Chilischoten, Limettensaft und -zeste, Honig und Kräuter mischen. Die Hühnchenbrüste darin 2 Stunden marinieren und bei mittlerer Hitze etwa 30 Minuten grillen. Mit Crème fraîche servieren.

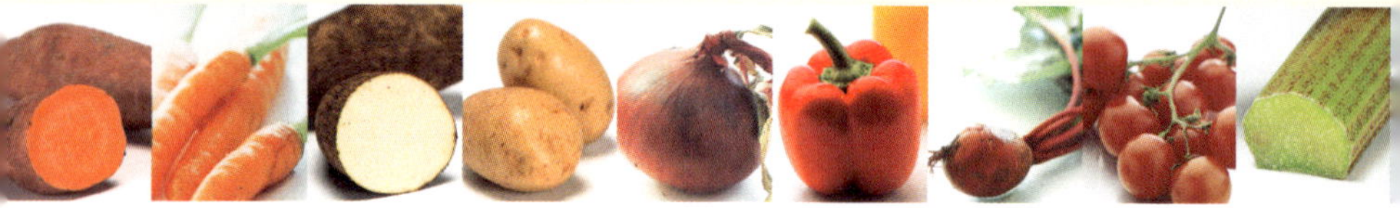

Beschwerden im Überblick

AKNE

Nicht nur Teenager, auch Erwachsene können an Akne leiden. Vermeiden Sie Zucker, und essen Sie vermehrt ballaststoffreiche Kost in Form von Obst und Gemüse, um die Verdauung und dadurch auch die Gesundheit der Haut zu verbessern. Zink sowie Vitamin B, C und E sind hilfreich.

Die richtigen Fitmacher

Avocado (S. 24); Bio-Joghurt (S. 102); Paranüsse (S. 66); Nachtkerzenöl (S. 73); Brennnessel (S. 30); Hafer (S. 76); Lachs (S. 97); Spinat (S. 26); Brunnenkresse (S. 31)

ARTHRITIS (GELENKRHEUMA)

Gelenkrheumatismus ist eine chronische Gelenkentzündung. Daher sollte man Nahrung vermeiden, die Entzündungen begünstigen kann, z. B. Zucker, raffinierte Kohlehydrate, Zitrusfrüchte und Alkohol, und stattdessen viel antioxidantes Obst und Gemüse sowie Nüsse, Samen und fetthaltigen Fisch verzehren.

Die richtigen Fitmacher

Rote Bete (S. 16); Brokkoli (S. 36); Makrele (S. 98); Hafer (S. 76); Zwiebel (S. 14); Papaya (S. 41); Ananas (S. 40); Sesamsamen und Sesamöl (S. 74)

ASTHMA

Bei dieser chronischen Erkrankung der Atemwege ist es wichtig, die Allergieauslöser in der Nahrung (wie z. B. Milch, Weizen, Nüsse und Fisch) zu identifizieren und den Fett- und Zuckerkonsum zu drosseln.

Die richtigen Fitmacher

Schwarzkümmel (S. 113); Brokkoli (S. 35); Karotte (S. 11); Cayennepfeffer (S. 119); Knoblauch (S. 116–117); Grüner Tee (S. 110); Meerrettich (S. 115); Brennnessel (S. 30); Papaya (S. 41); Rote Paprika (S. 15); Shiitake-Pilze (S. 20–21); Süßkartoffel (S. 10)

BLASENENTZÜNDUNG

Die durch Bakterien hervorgerufene Entzündung der Harnwege kann durch frische Nahrung, die viel Vitamin A und C sowie Zink enthält, gelindert werden. Vermeiden

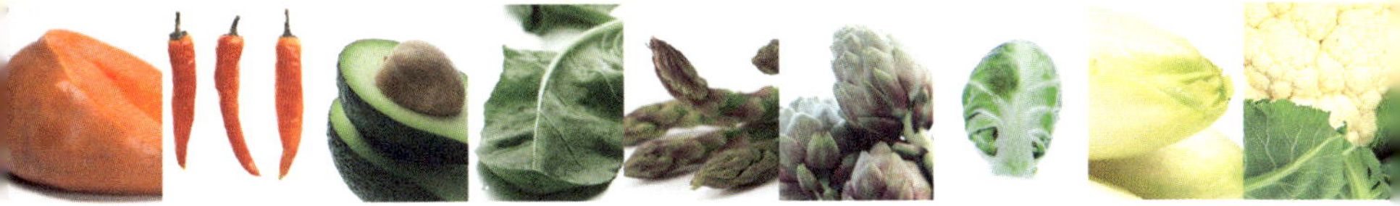

Sie Zucker, Kaffee, Alkohol und Nahrung mit Zusatzstoffen und trinken Sie reichlich frisches Wasser.

Die richtigen Fitmacher

Adukibohnen (S. 75); Spargel (S. 27); Bio-Joghurt (S. 102); Rosenkohl (S. 29); Kirschen (S. 58); Cranberrys (S. 60); Knoblauch (S. 116–117); Guave (S. 43); Sesamsamen und Sesamöl (S. 74)

BRONCHITIS

Bronchitis ist eine virale Entzündung der Bronchienschleimhäute. Bevorzugen Sie Nahrungsmittel mit antiviraler und schleimlösender Wirkung.

Die richtigen Fitmacher

Adukibohnen (S. 75), Grünkohl (S. 34); Holunder (S. 107); Knoblauch (S. 116-117); Zwiebel (S. 14); Rosmarin (S. 108); Thymian (S. 106)

DARMERKRANKUNGEN, CHRONISCH-ENTZÜNDLICHE

Diese können mit Unterleibsschmerzen, blutigem Durchfall, Gewichtsverlust und Stoffwechselstörungen einhergehen. Vermeiden Sie Zucker, raffinierte Kohlehydrate, Weizen und Michprodukte und bevorzugen Sie Vitamin-C-reiche Lebensmittel mit entzündungshemmenden Eigenschaften.

Die richtigen Fitmacher

Avocado (S. 24–25); Bio-Joghurt (S. 102); Linsen (S. 85); Hafer (S. 76); Reis (S. 80); Sojabohnen (S. 88–89); Spinat (S. 26); Walnüsse (S. 63)

DEPRESSIONEN (MILDE)

Milde Depressionen gehen mit Traurigkeit, Angstzuständen und Hoffnungslosigkeit einher und plagen einen von vier Menschen zu bestimmten Zeiten. Vermeiden Sie Alkohol, Zigaretten und Zucker und treiben Sie viel Sport. Omega-3-Fettsäuren und B-Vitamine sind wichtig.

Die richtigen Fitmacher

Makrele (S. 98); Hafer (S. 76); Quinoa (S. 79); Reis (S. 80); Lachs (S. 97); Spinat (S. 26); Thunfisch (S. 96)

EKZEME

Zuallererst sollte das Auftreten von Ekzemen durch die Ermittlung der Auslöser in der Nahrung begrenzt werden. Vermeiden Sie, wenn möglich, Milchprodukte und stark behandelte Nahrung. Essenzielle Fettsäuren, Vitamin A und Zink sind hilfreich.

Die richtigen Fitmacher

Kamille (S. 104); Karotte (S. 11); Grünkohl (S. 34–35); Echinacea (S. 105); Nachtker-

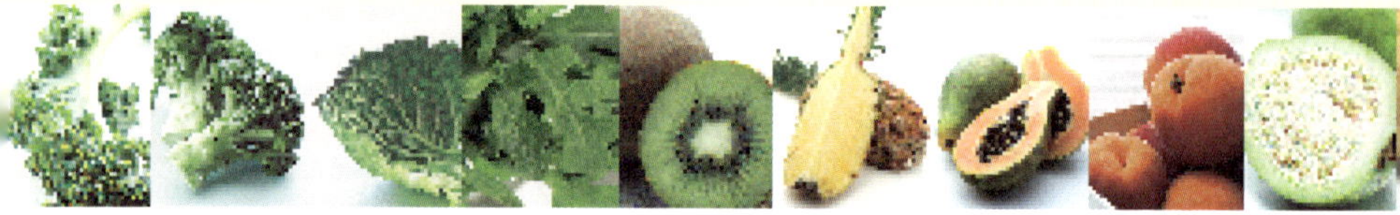

zenöl (S. 73); Pinienkerne (S. 65); Kürbiskerne (S. 71); Walnüsse (S. 63)

ERKÄLTUNG

Bei Erkältung sollten Sie Milchprodukte vermeiden und stattdessen viel Vitamin-C- und zinkhaltiges Obst und Gemüse essen.

Die richtigen Fitmacher
Schwarzkümmel (S. 113); Heidelbeeren (S. 56–57); Knoblauch (S. 116–117); Ingwer (S. 112); Zitrone (S. 50); Hafer (S. 76); Zwiebel (S. 14); Orange (S. 51); Rosmarin (S. 108); Thymian (S. 106)

ERSCHÖPFUNGSSYNDROM, POST-VIRALES

Die eigentliche Ursache für die chronische Erkrankung, die mit Energie- und Konzentrationsmangel einhergeht, ist noch unbekannt. Das post-virale Erschöpfungssyndrom folgt meist auf eine Virusinfektion, daher können immunsystemstärkende Nahrungsmittel die Symptome lindern.

Die richtigen Fitmacher
Aprikose (S. 42), Rote Bete (S. 16–17), Karotte (S. 11), Kirschen (S. 58), Trauben (S. 47); Pfefferminze (S. 103), Thymian (S. 106)

GRIPPE (INFLUENZA)

Ein gut funktionierendes Immunsystem ist das beste Mittel, um diese Virusinfektion mit erkältungsähnlichen Symptomen zu bekämpfen. Essen Sie vor allem bei einer Erkrankung Lebensmittel, die reich an Antioxidantien, Vitaminen und Mineralstoffen sind, und trinken Sie reichlich Flüssigkeit, besonders Wasser.

Die richtigen Fitmacher
siehe unter Erkältung

HERPES SIMPLEX

Der Virus, der Herpesbläschen verursacht, liebt die in Schokolade und Nüssen enthaltene Aminosäure Arginin, daher sollte man diese besonders bei Befall meiden und stattdessen Nahrung bevorzugen, die reich an antiviralem Vitamin C, Zink sowie Betacarotin ist.

Die richtigen Fitmacher
Echinacea (S. 105); Knoblauch (S. 116–117); Guave (S. 43); Kiwi (S. 39); Kürbiskerne (S. 71); Shiitake-Pilze (S. 20–21); Spinat (S. 26); Tomate (S. 18)

HERZKRANKHEITEN

Herzkrankheiten werden unter anderem durch Blockierung der Arterien durch Kalk- und

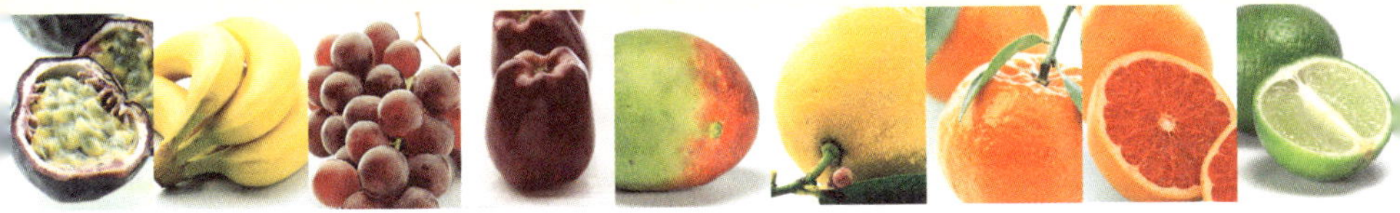

Fettablagerungen verursacht und gehören zu den häufigsten Todesursachen in der westlichen Welt. Vermeiden Sie gesättigte Fette (in rotem Fleisch, Käse und hochveredelter Nahrung) und bevorzugen Sie stattdessen Nahrung, die reich an ungesättigten Fettsäuren, Ballaststoffen und Flavonoiden ist.

Die richtigen Fitmacher

Mandeln (S. 69); Avocado (S. 24–25); Heidelbeeren (S. 56-57); Knoblauch (S. 116); Grapefruit (S. 52–53); Makrele (S. 98); Hafer (S. 76); Lachs (S. 97)

HEUSCHNUPFEN

Die immunsystemstärkenden Eigenschaften von Vitamin E, Betacarotin, Selen und Magnesium können die Symptome dieser mit Schnupfen, Niesen und Augenjucken einhergehenden Allergiekrankeit mildern. Vermeiden Sie Weizen und Milchprodukte, trinken Sie viel Wasser und verzehren Sie Vitamin-C-reiche Nahrung.

Die richtigen Fitmacher

Avocado (S. 24–25); Rote Bete (S. 16–17); Grüner Tee (S. 110–111); Guave (S. 43); Papaya (S. 41); Shiitake-Pilze (S. 20–21); Spinat (S. 26)

HIV

Der durch Körperflüssigkeit übertragene HIV-Virus, der zu Aids führt, hat eine weltweite Epidemie verursacht. Viel frische Nahrung, vorzugsweise aus organischem Anbau, viel Zink und Vitamin C, sowie Shiitake-Pilze und grüner Tee können lindern und vorbeugen.

Die richtigen Fitmacher

Rote Bete (S. 16–17); Paranüsse (S. 66–67); Brokkoli (S. 36); Grapefruit (S. 52–53); Grüner Tee (S. 87); Brennnessel (S. 30); Süßkartoffel (S. 10); Shiitake-Pilze (S. 20–21)

KANDIDOSE

Die durch den Hefepilz *Candida albicans* hervorgerufene Infektion kann durch bestimmte Medikamente (besonders Antibiotika, immunsuppressive Medikamente und Steroide), Stress und schlechte Ernährung verursacht werden. Kandidose kann sich in der Mundhöhle und in der Scheide entwickeln. In der Mundhöhle äußert sich Kandidose durch dünne, weiße Ablagerungen, die nach der Ablösung rohe, wunde Stellen hinterlassen. Betroffen sind kranke Kleinkinder, immunschwache Patienten

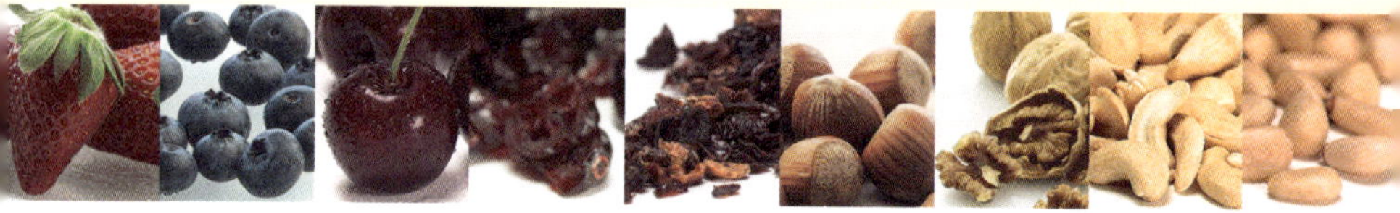

und ältere Menschen. Vaginale Kandidose geht mit dickem, weißem, nach Hefe und Bier riechendem Ausfluss und starkem Juckreiz einher.

Die richtigen Fitmacher

Bio-Joghurt (S. 102); Schwarzkümmel (S. 113); Knoblauch (S. 116–117); Thymian (S. 106)

KREBS

Der Verzehr von viel frischem Obst und Gemüse kann Krebs entgegenwirken. Zur Unterstützung der Krebstherapie sollte man nährstoffreiche Lebensmittel mit reinigender und krebshemmender Wirkung bevorzugen.

Die richtigen Fitmacher

Brokkoli (S. 36); Rosenkohl (S. 29); Kirschen (S. 58); Kichererbsen (S. 86); Grapefruit (S. 52–53); Grüner Tee (S. 110–111); Wirsingkohl (S. 37); Shiitake-Pilze (S. 20–21)

LEBENSMITTELVERGIFTUNG

Diese wird durch Bakterien wie *Escherichia coli* oder Listerien verursacht und kann mit Erbrechen, Durchfall und Fieber einhergehen. Trinken Sie viel Wasser und bevorzugen Sie Nahrung, die die Entgiftung des Körpers und das Wachstum nützlicher Bakterien fördert.

Die richtigen Fitmacher

Adukibohnen (S. 75); Spargel (S. 27); Bio-Joghurt (S. 102); Artischocke (S. 28); Trauben (S. 47); Grüner Tee (S. 110–111); Hafer (S. 76); Rhabarber (S. 19)

MIGRÄNE

Vermeiden Sie Migräneattacken im Vorfeld durch die Identifizierung möglicher Auslöser (zum Beispiel Käse, Kaffee, Schokolade und Rotwein).

STIRNHÖHLENVEREITERUNG

Die Entzündung der Nasennebenhöhlen geht mit Kopf- und Gesichtsschmerzen und verstopfter Nase einher. Sie ist oft eine Komplikation bei Grippe und Erkältungen, wird aber auch durch Allergien, Verletzungen oder Zahnentzündungen ausgelöst.

Die richtigen Fitmacher

siehe unter Erkältung

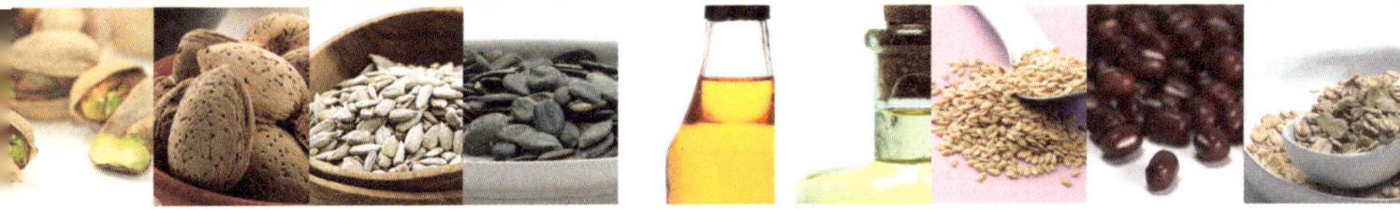

Glossar

VITAMINE

A und Betacarotin Vitamin A nd seine pflanzliche Vorstufe Betacarotin wirken stark antiviral. Sie sind wichtig für die Bildung von T-Zellen und antibakteriellen Enzymen.

B1 (Thiamin) Unterstützt die Verdauung, die Schleimhäute, das Nervensystem und den Energiehaushalt.

B2 (Riboflavin) Repariert und erhält Körpergewebe und Schleimhäute und hilft bei der Umsetzung von Nahrung in Energie.

B3 (Niacin) Spielt bei der Energiebildung eine Rolle und unterstützt Haut, Schleimhäute, Nerven, Hirn und Verdauungstrakt.

B5 (Pantothensäure) Immunstärkend, unterstützt die Bildung von Antikörpern, hilft bei der Stressbewältigung und stärkt das Nervensystem.

B6 Hilft bei der Bildung von immunsystemstärkenden Aminosäuren sowie Phagozyten und unterstützt die Hirnfunktion.

B12 Wird bei der DNA-Synthese und dem Sauerstofftransport im Blut benötigt. Entgiftend und nervenstärkend.

B17 Kann krebshemmend wirken.

C Antiviral, antioxidant, entgiftend, antiallergen und antibakteriell, wichtig für das Immunsystem.

D Wird vornehmlich durch Sonnenlicht erzeugt, stärkt Knochen und Zähne und fördert die Rekonvaleszenz.

E Neutralisiert freie Radikale; entgiftend und immunsystemstärkend.

K Verhindert Blutgerinnsel, unterstützt die Wundheilung und den Knochenstoffwechsel.

Biotin Energiestärkend, für gesunde Haut, Haare und Nägel sowie Knochen und Knochenmark.

Folsäure (Folat) Ein B-Vitamin, das die Zellteilung unterstützt und blutbildend wirkt.

MINERALSTOFFE

Calcium Stärkt Knochen und Nerven und fördert die Bildung von bakterien- und virenbekämpfenden Phagozyten und T-Zellen.

Chrom Reguliert den Blutzuckerspiegel, beugt Hungergefühlen vor, unterstützt die Proteinverbrennung und senkt den Blutfettspiegel.

Jod Stärkt die Schilddrüse und damit den Stoffwechsel und den Energiehaushalt.

Kalium Regelt den Wasserhaushalt des Körpers, energiestärkend.

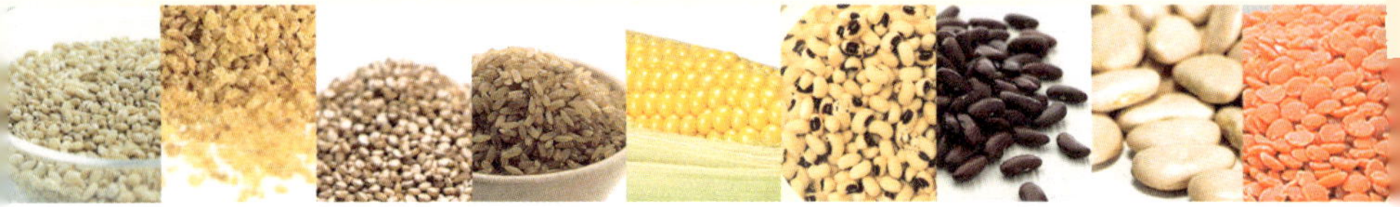

Kieselerde Entzündungshemmendes Mineral, fördert die Heilung der Haut.

Kupfer Stärkt die Aufnahme von Eisen, die Verwertung von Vitamin C und den Sauerstoffgehalt des Blutes.

Magnesium Unterstützt die Aufnahme von Calcium; stärkt den Stoffwechsel und den Energiehaushalt, das Nevensystem und die Muskelfunktion.

Mangan Wichtig für die Produktion von Insulin und antioxidanten Enzymen sowie für gesundes Erbgut, Knochen, Nervensystem und Schilddrüse.

Phosphor Wichtig für den Aufbau der DNA und den Energiestoffwechsel.

Selen Immunstärkend, entgiftend, entzündungshemmend und krebsvorbeugend.

Zink Antioxidantes, antivirales Mineral, das die Bildung von T-Zellen fördert und das Immunsystem stärkt.

SONSTIGE

Ätherische Öle Sammelbegriff für bioaktive Öle in Kräutern und Gewürzen.

Allicin Ätherisches Öl in Zwiebeln und Knoblauch, kann krebshemmend wirken.

Aminosäuren Molekülverbindungen, die Proteine bilden.

Anthocyan Dunkelviolettes Pigment, antioxidant und blutstärkend.

Apfelsäure In Äpfeln vorkommende Säure, die die Körperfunktionen unterstützt.

Asparagin Entgiftende Aminosäure in Spargel.

Bakterienkulturen Stoffwechsel- und immunsystemstärkende Bakterien in Bio-Joghurt, gut für die Darmflora.

Beta-Sitosterol Pflanzlicher Wirkstoff, der den Cholesterinspiegel senkt und die Prostata schützt.

Bromelain Entzündungshemmendes Enzym, das bei der Proteinverbrennung hilft.

Capsaicin Pflanzlicher Wirkstoff in Chilischoten mit schmerzstillender Wirkung.

Carotinoide Pflanzenpigmente, darunter Alpha-, Beta- und Gamma-Carotin, die Vitamin A bilden.

Catechine Krebshemmende und herzstärkende Flavonoide.

Cholin Immunstärkender Wirkstoff, der die Fettverbrennung fördert.

Cumarine Wirkstoffe mit natürlichen, blutverdünnenden Eigenschaften, können Krebs vorbeugen.

Curcumin Entgiftendes, entzündungshemmendes Pigment in Kurkuma.

Cynarin Entgiftender, leberstärkender Wirkstoff.

Ellagsäure Krebshemmende Wirkstoffe in Beeren.

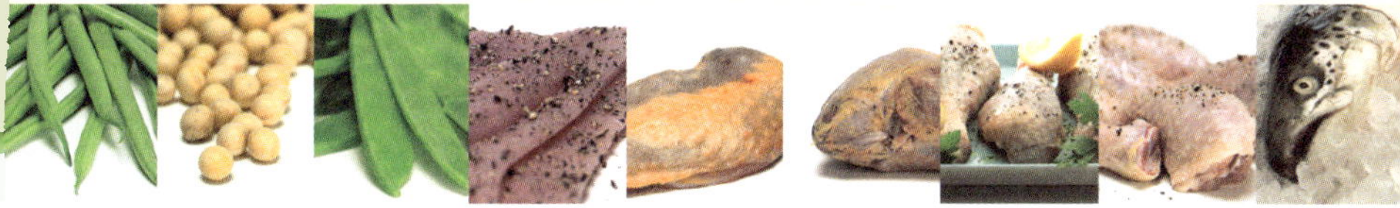

Essenzielle Fettsäuren Fettsäuren, darunter Omega-3-Fettsäuren und Omega-6-Fettsäuren, die der Körper über die Nahrung aufnehmen muss.

Fettsäuren Sind entzündungshemmend, wichtig für Blut, Haut und Nerven und stimulieren das Immunsystem.

Flavonoide Sammelbegriff für entzündungshemmende, bioaktive Verbindungen, die zusammen mit Vitamin C die Blutgefäße stärken.

Gamma-Linolensäure Eine Omega-6-Fettsäure; die die T-Zellen reguliert und wichtig für Blut, Haut und Nerven ist.

Glucosinolat In grünem Gemüse vorkommender pflanzlicher Wirkstoff mit krebshemmenden Eigenschaften.

Glutathion Ein wichtiges Antioxidant, das die Bildung von weißen Blutkörperchen fördert.

Isoflavone Östrogenähnliche Verbindungen, die hormonellen Krebserkrankungen vorbeugen.

Lentinan In Shiitake-Pilzen vorkommender Wirkstoff, der die Funktion der T-Zellen stimuliert und bei Krebs und Aids helfen kann.

Limonen In Zitronen vorkommender krebshemmender Wirkstoff.

Lutein Ein Carotinoid, das besonders für die Gesundheit der Augen wichtig ist.

Lycopin Ein in roten Nahrungsmitteln vorkommendes Carotinoid, kann Prostatakrebs vorbeugen.

Lysin In Geflügel vorkommende Aminosäure, die das Herpesvirus bekämpft.

Menthol Ätherisches, schleimlösendes Öl der Pfefferminze.

Oxalsäure Ein Stoffwechselprodukt, das mit der Bildung von Nierensteinen in Verbindung gebracht wird.

Papain In Papaya vorkommendes Enzym, das die Verbrennung von Proteinen fördert.

Pektin Lösliche, verdauungsfördernde Ballaststoffe, die Herzkrankheiten vorbeugen.

Phenole Entgiftende, krebshemmende Wirkstoffe in frischem Obst, Gemüse und Tee.

Protease-Inhibitoren Pflanzliche Proteine, die die Bildung von Krebszellen unterdrücken.

Quercetin Ein entzündungshemmendes Flavonoid in Zwiebeln.

Rutin Ein Flavonoid, das den peripheren Blutkreislauf stärkt.

Saponine Entgiftende, entzündungshemmende Wirkstoffe in Kräutern, Hülsenfrüchten und Gemüse.

Sulforaphan Krebshemmender Wirkstoff in grünem Gemüse.

Tannine Adstringierende Wirkstoffe mit antibakteriellen Eingenschaften.

Register

Danksagung

Die Autorin bedankt sich bei Graeme Grant, Grant Sharp, Jo, David Vaughan-Thomas und bei ihren Eltern, Paul und Valerie Haigh.

Die Herausgeber möchten sich bei Maria Davies bedanken.